肌肉醫生的
速效健身指南

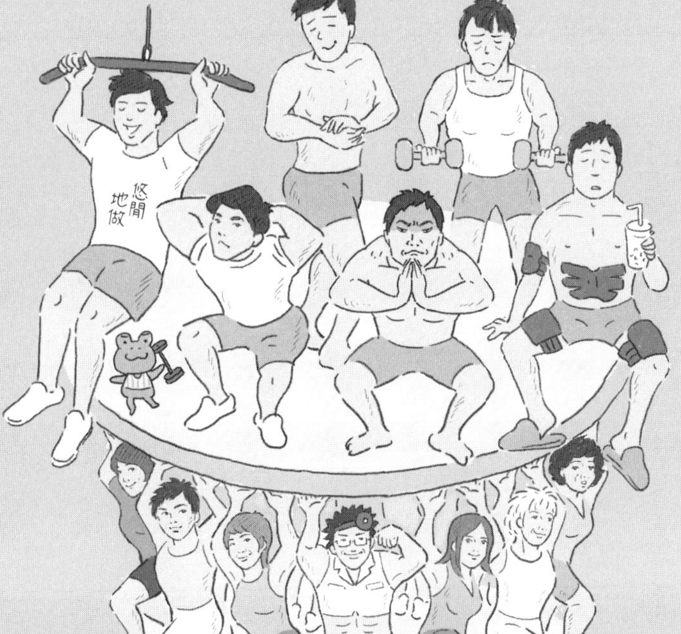

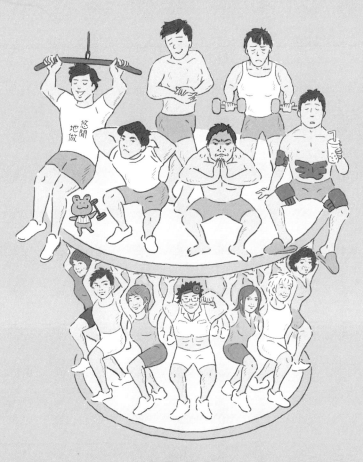

小島央・著
鄒玟羚、高詹燦・譯

序

大家好，我叫小島央，人稱「肌肉醫生」。我雖然是骨外科醫師，但是我對健身很感興趣，並且提倡一套獨到的健身理論，另外，我也為診所設立了專門用來鍛鍊肌肉的附設健身房，應用於診療上，提升診療效果，因此在不知不覺間，我就變成人們口中的「肌肉醫生」了。

健身的熱潮從未停歇。

相信很多人都有「不如我也來試試吧」的想法。不過，這當中應該也有猶豫不決、遲遲無法開始的人吧。

如果你也是其中之一，那麼心中應該會有一些疙瘩吧。

「雖然想練肌肉，但是不知道該從何開始。」

「健身方式那麼多，不會很難嗎？」

「好像會很辛苦。我有辦法堅持下去嗎……」

「每天做高強度的重訓，似乎有點麻煩，而且也沒時間。」

「不練練身體，就無法變強壯了吧。」

還有，「雖然開始健身，卻不怎麼順利」的你，也請聽我說。

「明明每天都很努力，為什麼效果不彰？」

「究竟要用哪種訓練組合，才能有效鍛鍊肌肉呢？」

「做得稍微過頭一點，就傷到身體了。」

「怎麼做才不會受傷呢？」

相信也有不少人抱有上述的種種煩惱吧。

人們在談論健身時，常常會用到「把1RM的幾％強度的運動，做10次×3組」這句話，有時候還會把它講得跟健身黃金法則一樣（我會在後文中，以簡單易懂的方式解釋這些用語）。

這句話可能會讓新手聽得一頭霧水。而且，剛開始做重量訓練的人，即便遵守黃金法則，努力地累積訓練組數，也不見得能順利練出肌肉來。

我這麼說雖然有點極端，但是，**就強化肌力這一點來說，那些受人深信的「正確的健身方法」**，包含所謂的「黃金法則」在內，**大多都不太有效率**。

例如：「健身必須每天練才行」、「健身很花時間」、「必須嚴格鍛鍊才行」、「一天必須做幾組才行」、「做到極限才叫健身」……。

像這種模糊的健身概念，通通丟掉也沒關係。

只要不是想當健美先生或健美小姐，那麼根本沒必要拚命鍛鍊身體、做高強度重訓。不對，應該說，我認為，就算是對健美體態抱有憧憬的人，也不必學健美選手們常做的那些「練得比對手還勤」的高強度重量訓練，況且這麼做反而有害無利。

這是因為，正確的重量訓練並不適合天天做。輕率地累積訓練時間或訓練組數，以及拚命鍛鍊身體，都不正確。

我這麼說，一定會被問「那該怎麼辦才好」吧。

或者，有人可能會想：「看吧，健身果然不簡單。」

對於「健身難不難」這個疑問，我可以給大家一個明確的答案——

健身並不難。所謂的健身，就是非常簡單的運動。

具體而言，

健身的頻率為每週1回。每個項目各做30秒就行了。

該做的事，僅只如此。

不過，健身或多或少都會令人感到辛苦。

雖然累人，但因為是30秒就能做完的運動，所以大部分的人都能努力做完。

這樣一來，會變得如何呢？

答案是：很快就長出肌肉，能有效率地變壯。

就算你已經**超過50歲**……不，就算你已經是**高齡70歲、80歲**，也有一樣的效果。

只要持續鍛鍊，就能練出肌肉，順便帶來種種好處。

「肌肉醫生流・健身術」大致上如下。

「肌肉醫生流・健身術」概要

❶ 訓練頻率為每週1次，每項各30秒即可。

❷ **效果顯著，迅速長肌肉。**
❸ **體態變得更好看、更結實。**
❹ **變得更健康，有助於緩解關節疼痛等症狀。**
❺ **從幾歲開始都OK，能對抗老化。**

長肌肉後，身體就會變得結實，令身形更俐落，因此能使男性看起來更帥，使女性看起來更苗條、更美麗。

一些有膝痛或髖關節疼痛困擾，或是連走路都很不舒服的老人家，在我的診所內接受指導、鍛鍊肌肉後，都覺得關節不再疼痛，變得舒服多了。還有原本不良於行的老爺爺，經鍛鍊後，就能夠輕快地走來我們的診所（＝健身房），甚至變得有辦法背負100多公斤的重量做深蹲了。

那麼，為何會獲得這樣的成果呢？

要說肌肉醫生流的健身術運用了什麼原理，那就只有1個：

利用高強度運動習慣，令肌肉「適應」。

僅此而已。但是，光是這樣講也無法令人明白，所以讓我再說明一下吧。

我將運動分成3類。

運動的3種分類

❶ **日常生活動作**

❷ **有氧運動**

❸ **無氧運動**

日常生活動作類的運動，顧名思義，就是日常生活中活動身體的程度。做家事、散步等皆屬於這一類。

對於有氧運動及無氧運動的定義，則有一套「肌肉醫生的定義」，而不是一般的定義。

有氧運動：持續做這樣的運動，就會開始覺得喘，而無法繼續做下去。

無氧運動：做這樣的運動時，在還沒開始喘之前，肌肉就已經到達極限，而無法繼續做下去。

步行時，就算是走久一點也不會覺得喘，或是感覺到肌肉到達極限。這也就是說，步行屬於日常生活動作。

慢跑則是跑一跑就會開始喘，因此屬於有氧運動。

然後，雖然沒什麼運動能明確地歸類成無氧運動，但如果用寬鬆一點的標準來思考，那麼諸如短跑、體操、相撲、舉重、健力等，都可以歸類成無氧運動。

百米短跑雖然屬於無氧運動，但嚴格來說，只有在速度變慢之前才算是無氧運動，之後就變成有氧運動了。

若以運動強度的觀點來看，就是：日常生活動作（低強度）＜有氧運動（中強度）＜無氧運動（高強度）。

那麼，該怎麼做才能讓強化肌肉呢？

其原理正如同前面所說的，非常地簡單。換句話說就是，

進行高強度運動，使身體產生「適應」現象。

不過，我還是再仔細解釋一下它的意思吧。

無氧運動是讓肌肉承受極大負荷的運動。因此，若是**用全力做高強度無氧運動**，身體就得**長出強大的肌肉，才能應付這種狀況。**

也就是說，**肌肉會為了「適應」這種狀況，而變得更強韌。**

做有氧運動是對心肺機能施加負荷，因此，心肺機能「可能」就會為了適應這種狀況，而變得更強大。之所以無法肯定，是因為人們尚未找到這方面的明確證據與情報。另一方面，有氧運動會造成心肺的負擔，因此具有心搏停止的危險性。

我之所以提倡**「健身只需做30秒就行了」**，也是基於以上理由。高強度運動本來就無法維持長時間、全力做下去。換句話說，能夠久做的運動，就不會是「得全力去做的高強度運動」。

要是變成低強度運動，**就不會激發身體的「適應」反應**，因此才會練不出肌肉。

強度一降低，自然就會變成有氧運動。持續做有氧運動，會增加心肺機能的負荷。如此一來，或許就能增強心肺機能。

假如健身方法脫離了那些基本原理，那麼即便那是世人公認的方法，**也稱不上是最有效率的鍛鍊肌肉運動。**

我把那些**沒效率的健身方式，稱作「殘念健身法」。**

最糟糕的是，這種令人遺憾的健身方式多得不得了，而且還常常被講得跟健身黃金法則一樣。

你雖然開始健身，卻覺得似乎不太順利。

那麼，你正在嘗試的健身方式，很有可能就是殘念健身法。

本書將會一一為各位指出並說明，這些殘念健身法，究竟是哪個部分令人遺憾。

順帶一提，我會以**藍色粗體字**來標示想要強調的訊息，並以**黑色大字**來標示重要的正確健身情報。

殘念健身法恐怕會對你造成極大的傷害。

殘念健身法的弊害

❶ 沒有效果。

❷ 容易受傷。

❸ 難以持續。

在第1章中，我會先舉出幾種典型的殘念健身法。為殘念健身法進行解說，也有助於讓各位更加了解我的健身原理。我會在本書中介紹一些方法，讓各位能夠以更少量的重訓，取得比「拚命做高強度運動」更確實、更有效率的健身效果。

而第2章起，我將會針對我的健身原理，以及值得推薦的健身方式、肌肉醫生流・健身術的效用等，進行解說。

最後還會附上肌肉醫生流用語事典。

這本書對於剛要開始健身的人來說，應該算是健身入門指南吧。

雖說如此，我還是有顧慮到「目前還沒有打算上健身房」的人，希望他們也能愉快地閱讀本書。各位若讀得開心，那麼我也會很開心。然後，假如各位有意開始健身的話，就請試著踏進健身房吧。

肌肉醫生　小島央筆

2020年10月

第1章 這就是「殘念健身法」！

第2章 肌肉醫生流・健身術的原理

第3章 一起來試試肌肉醫生流．健身術吧！

第4章 從數據看肌肉醫生流・健身術的效果

第5章 肌肉醫生流 健身用語事典

內文設計 清水真理子（タイプフェイス）
封面&第1章插圖 もんま ゆう（サイドランチ）
第3章插圖 勝山英幸

第1章

這就是「殘念健身法」！

在第1章中，我會配合插圖，
為各位介紹幾個我心目中的「殘念健身法」。
讀完本章，將有助於深入理解我所提倡的
「不會遺憾的健身法」理論。

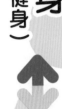

每天健身（高頻率的健身）↔每週1次才是較安全、確實的做法

你是否也以為，健身必須要天天練才行呢？

有些健身愛好者會每天上健身房，在裡頭花很多時間拚命鍛鍊身體。也難怪在一旁看到這種光景的健身新手，會產生「那就是健身模範」的想法了。

然而，健身的基本原則，**其實是「讓肌肉適應高強度的運動習慣」**。所謂的高強度運動，就是**像「盡全力衝刺，直到極限為止」那樣的運動**。無論再怎麼努力，**頂多也只能維持30秒左右**而已。

然後，每做完1次高強度運動，至少得花2～3天讓身體恢復，才有辦法做下次的運動。所以才說，每週頂多做兩次高強度運動。而我則是告訴大家，每週做1次就行了。

1天做好幾個鐘頭，而且還天天做——這樣的運動並不是高強度，而是**中強度或低強度**運動。即使天天做中、低強度運動，也是練不出肌肉的喔。

假如每天做好幾個小時的高強度運動，那麼身體就會疲憊不堪。**每天做高強度運動是很危險的，這是一種非常「殘念」的健身方式。**

殘念度

能夠每天做的運動，是練不出肌肉的

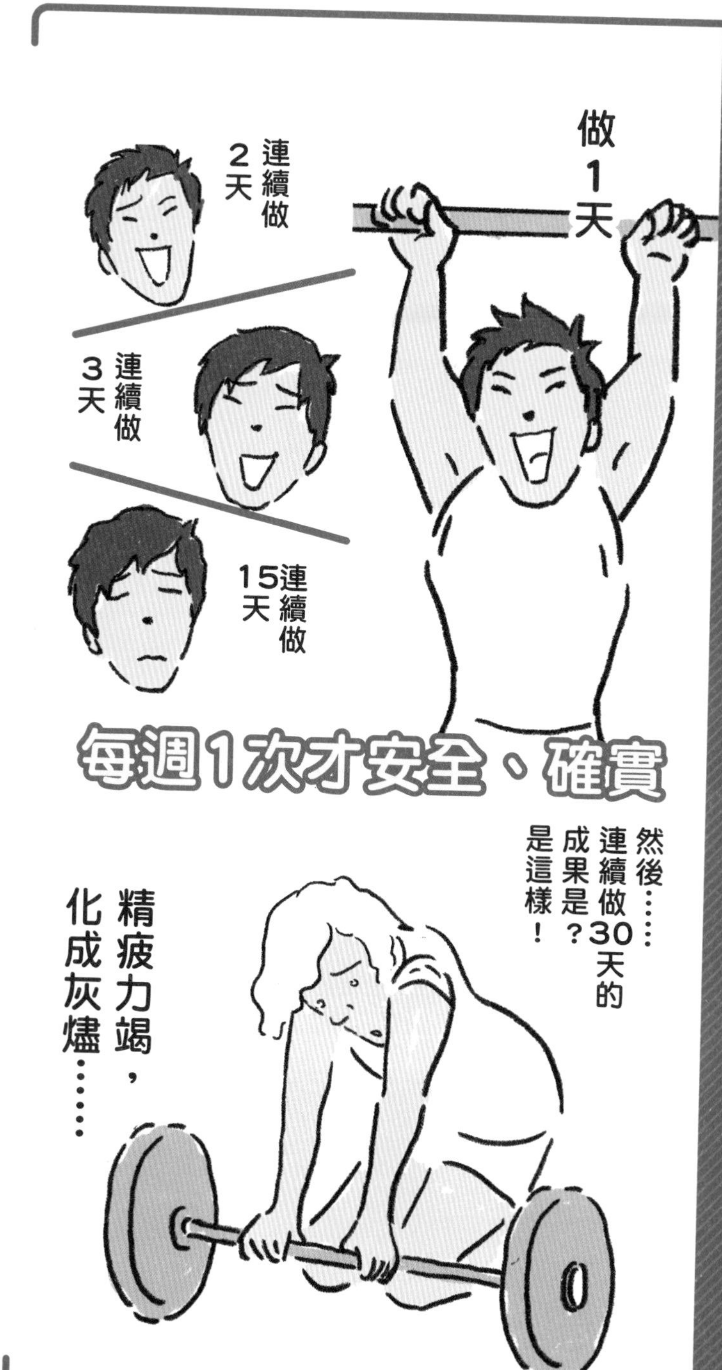

做1天
連續做2天
連續做3天
連續做15天
每週1次才安全、確實
然後……
連續做30天的成果是？
是這樣！
精疲力竭，
化成灰燼……

堅持舉起最大重量↑功率才是重點

有些人誤以為，健身就是在舉重。

健身所使用的單位──RM，是Repetition Maximum的簡寫。1RM指的是：不管再怎麼努力，也只能舉起1次的重量。若有人問我：「以提升1RM的最大重量作為目標，是否有助於練肌肉？」那麼我認為答案是：「不會。」

健身的關鍵，既不是重量，也不是次數，而是讓肌肉做什麼運動。

我最看重的是「功率（power）」。

功率＝花費的力氣×速度

除了重量之外，舉起的速度也是一個問題。

1RM是「搞不好能勉強舉起一次」的重量。光是舉起來就用盡全力了，所以速度當然會變慢。如此一來，該運動所得的功率，就不會達到最大值。而1RM的運動對健身來說，也就變成令人遺憾的健身方式了。

因此要**稍微降低重量，然後盡量用能夠快速舉起的重量來持續做訓練。**這樣才是最高強度的運動，同時也是最有效的健身方式。

健身不是舉重！

殘念度

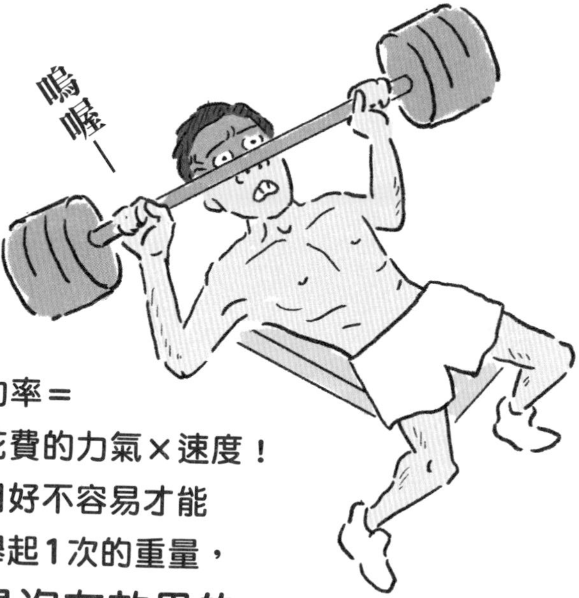

嗚喔—

功率＝
花費的力氣×速度！
用好不容易才能
舉起1次的重量，
是沒有效果的！

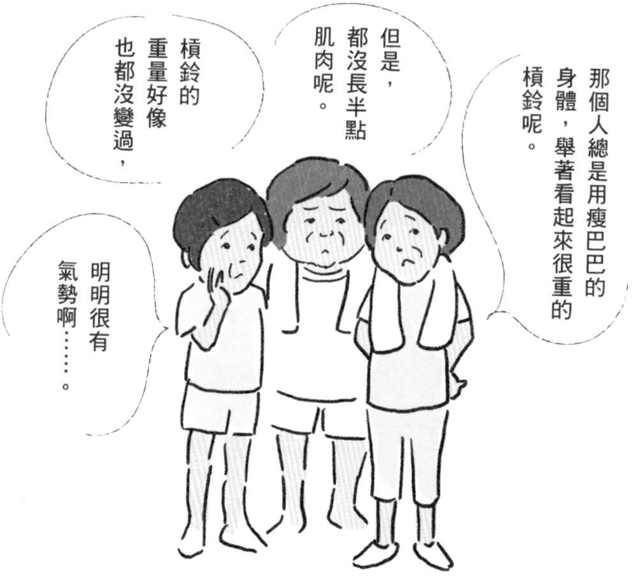

那個人總是用瘦巴巴的身體，舉著看起來很重的槓鈴呢。
但是，都沒長半點肌肉呢。
槓鈴的重量好像也都沒變過，
明明很有氣勢啊……。

大家都愛過度訓練

過度訓練根本沒有用

很多受訓者（健身愛好者）都認為「健身就是要逼自己拚命練，練到精疲力盡才好」。但對我來說，我反而特別想強調，這樣做不對。**用自己能夠盡快舉起的最大負荷重量來做運動，然後做到無法繼續做的時候，就可以停了**（以次數來說，大約是10次，時間則是30秒左右）。

運動的定義如下。

有氧運動：中強度，持續做會喘，因而無法持續做下去⇓或許能強化心肺功能。

無氧運動：高強度，在開始喘之前，肌肉就到達極限，因而無法繼續做下去⇓有助於強化肌力。

人在衝刺時，**能夠維持在最高時速的時間，頂多也就10秒而已**。等到經過10秒，功率逐漸下降，無法再盡情跑下去的時候，最大功率的運動也就結束了。即便一開始做的是無氧運動，也會在繼續追加好幾組的過程中，變成有氧運動。

換句話說，**過度訓練能改善的，就只有心肺功能或耐力**而已。

若是勉強做下去，或是逼自己做到再也動不了為止，**就一定會變成運動過度，徒增受傷風險而已**。

「逼自己再加把勁」不但沒效，還會增加受傷風險

殘念度

靠毅力是長不出肌肉的！

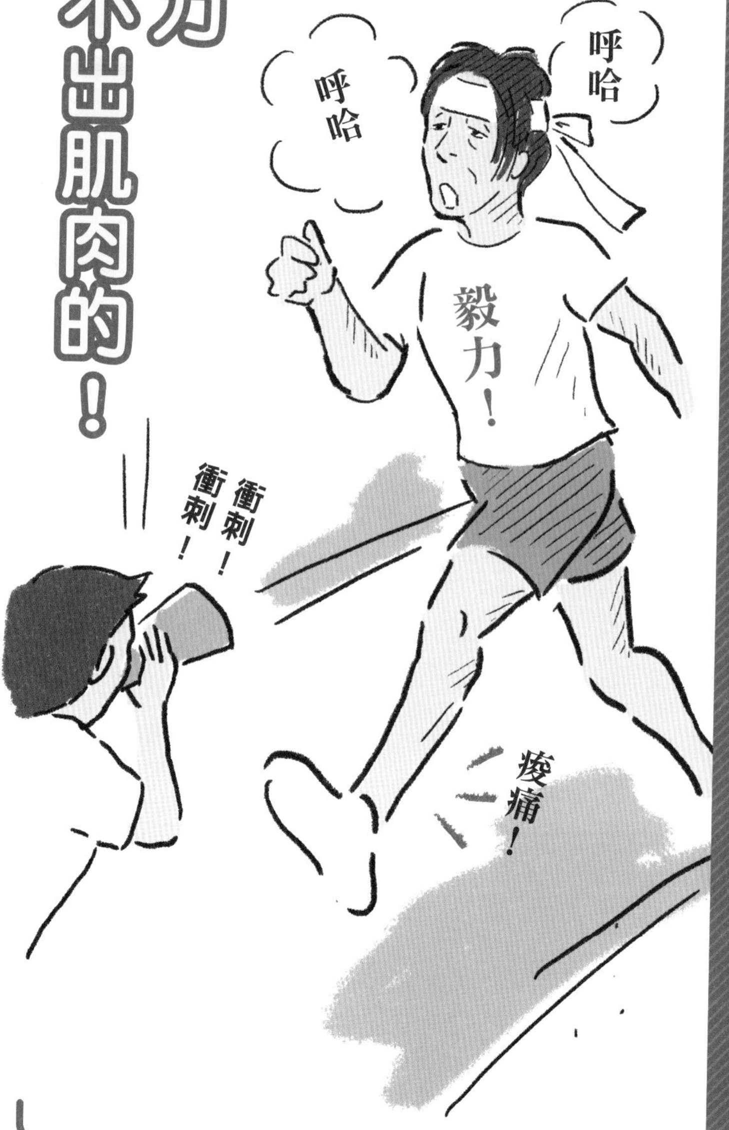

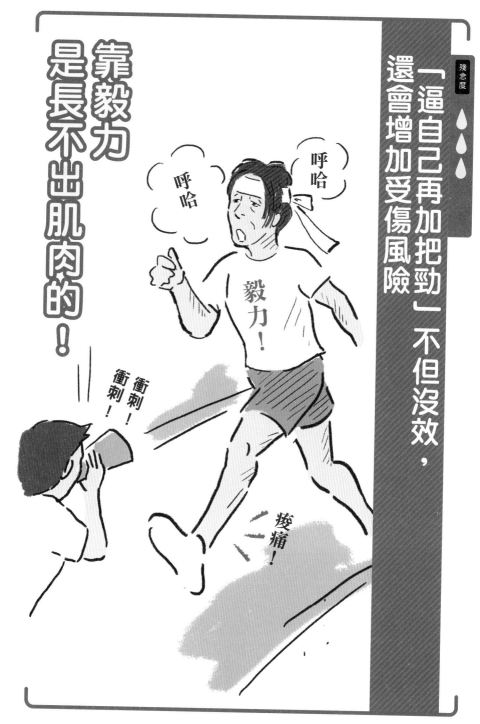

習慣在一開始保留力量 ⇔ 從一開始就使出全力

若說開始運動後，應該在哪一次（rep）使出最大功率，那就是剛開始的那幾次。如果繼續舉相同的重量，那麼所需的力量就不會改變。因此，**一開始用最快速度推舉重量的時候，就會發揮出最大功率。**

接下來再慢慢降低功率。

然後，盡可能地在使出高功率的狀態下用光力氣，最後在「無法再做下一次」的狀態下結束。這樣一來，高強度運動才能刺激肌肉，使肌肉、肌力為了適應而增強。

要是一開始沒有使出全力，然後又慢吞吞地繼續做訓練的話，那麼，之後也不可能再加把勁使出全力了。依數據顯示，至少要等2天後，才有辦法做下一次的高強度運動。

很多人都是如此——**打從做第1次、第2次動作時，就已經開始保留力氣，簡單地做一做。但是，之後就算再怎樣逼自己，也無法發揮最大功率。**而該項訓練也就沒有效果了。

若考量到健身效果，那麼**重點就在於一開始的時候。**

如果不從一開始就使出全力，那麼肌肉就不會變強壯！

殘念度

不可以漫不經心、慢吞吞地開始做。

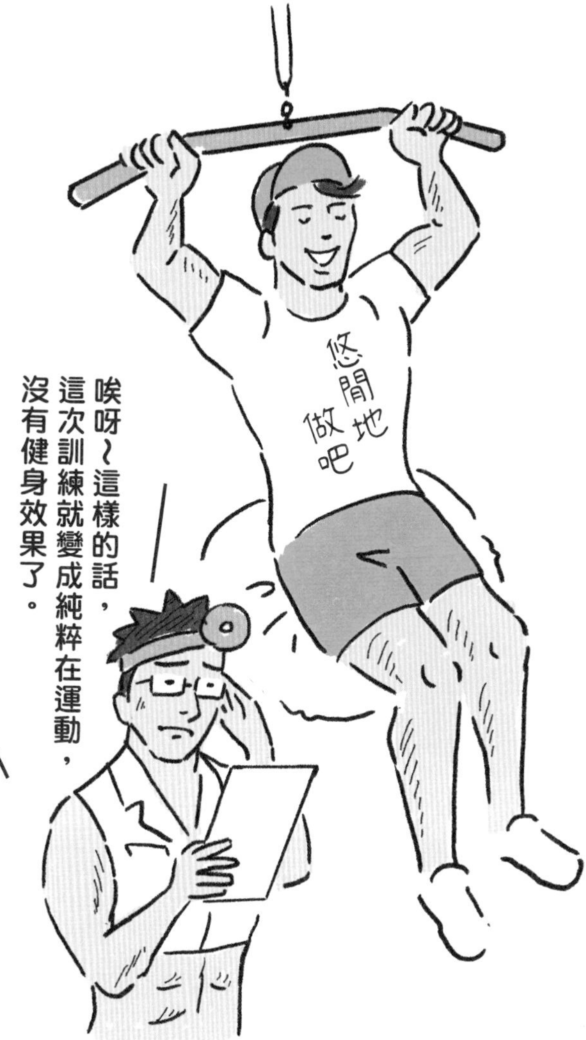

悠閒地做吧
唉呀～這樣的話，這次訓練就變成純粹在運動，沒有健身效果了。

肌肉損傷時，以超恢復為目標

讓肌肉好好地適應

對肌肉施加負荷，破壞肌肉，再經過休息後，就會引發「超恢復」，令肌肉增強。這就叫「超恢復理論」。很多人都盲信此理論，想藉由破壞肌肉，來引發超恢復，便胡亂地拚命做訓練，

然而，我們應該重視的，**並不是如何讓肌肉纖維產生損傷，而是該讓肌肉纖維做什麼動作，才能引發最強烈的「適應」反應。**

我的結論是：將全力一口氣釋放出來，並盡量維持、延長此狀態。雖然此狀態只能維持30秒左右，但是，這樣的運動才是健身的基礎。這樣一來，才能讓肌肉正確地適應與成長。若從適應反應的角度來思考，就會發現**根本沒必要逼自己練到肌肉纖維受損為止。**

假如沒有使出全力，而是**一直做差不多算是高強度的運動，來破壞肌肉組織的話，那麼不但容易受傷，還無法變強。**

如果是新手的話，那麼或多或少還會有所增長，但如果是已經練到一定程度的人，就會受傷、無法增長等等。你若認為，要練到精疲力竭才會變強，就像《七龍珠》裡的賽亞人那樣，那麼，你真的要改掉這個危險思維比較好。

殘念度

要引發「超適應」，而不是超恢復！

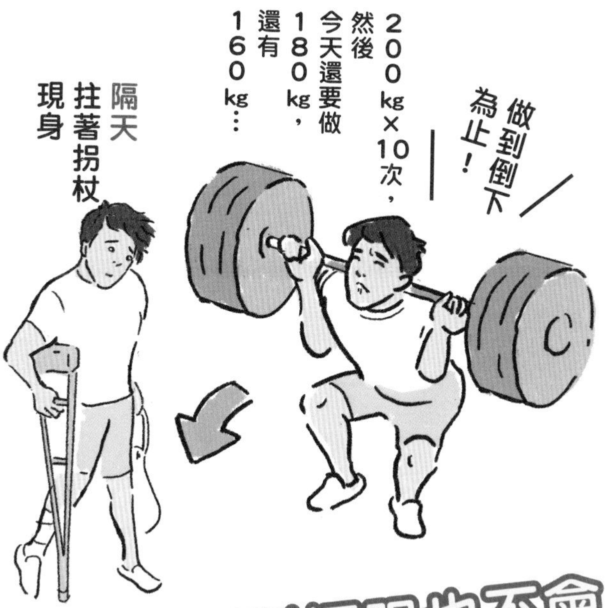
做到倒下為止！
200kg×10次，然後今天還要做180kg，還有160kg…
隔天拄著拐杖現身

把自己逼到極限也不會有好處！

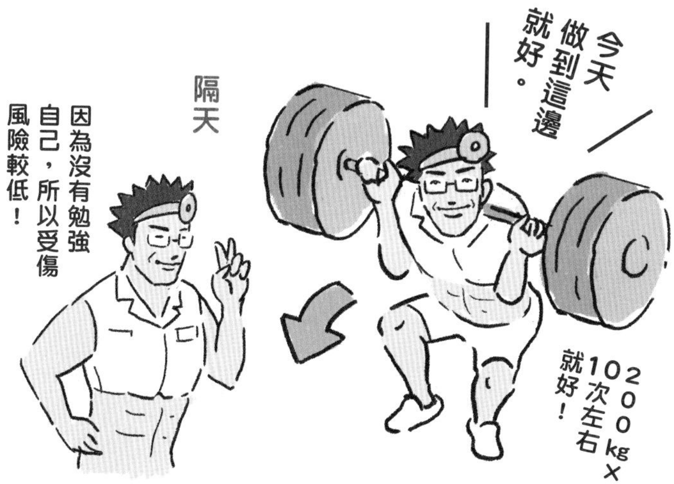
今天做到這邊就好。
200kg×10次左右就好！
隔天
因為沒有勉強自己，所以受傷風險較低！

健身後安靜休養 ↑ 運動後也要做日常生活程度的運動

很多人都認為，做完重量訓練後，為了讓身體進行超恢復，應該要靜下來好好休息，才能讓肌肉好好成長。要是相信了建立在體內平衡（恆定性）概念上的「機械論超恢復理論」，就會以為安靜休養、不再施加壓力，會比較容易恢復。

但是，**持續做一些日常生活程度的低強度運動，才是人類的恆定態**。因此我認為，過於講求靜養或休養也不太好。

有數據資料顯示，**徹底靜養時，會令肌力每天下降0．5％**。勉強自己練到精疲力竭，然後讓這樣的身體安靜休養的話，反而會有誘發「廢用性萎縮（不活動，造成身體衰弱）反應」的危險性。

過度訓練，練到疲憊不堪之後，又想靜養的話，那就跟同時吃下高、低血壓藥沒兩樣。身體會搞不清楚該升還該降。我認為，這樣做甚至有可能阻礙肌力成長。我都會建議來找我練肌肉的人，不要在日常生活中特別安排靜養。

因此，**「為了超恢復而重視靜養、休息」也算是殘念健身法之一**。

殘念度

健身後的靜養對身體有害，這就像同時吃了高血壓藥和低血壓藥一樣

「靜養能帶來至寶」只存在於民間故事中

從前從前，有個非常懶惰的年輕人。

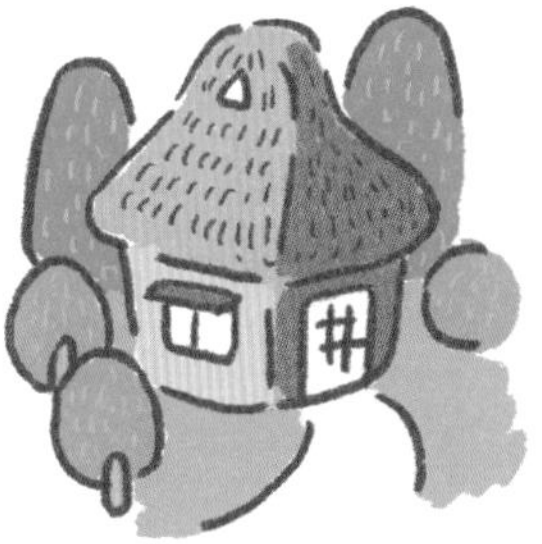

他每天只會睡、睡、睡。因此，村裡的人都叫他「寢太郎」，並把他當笑話看。

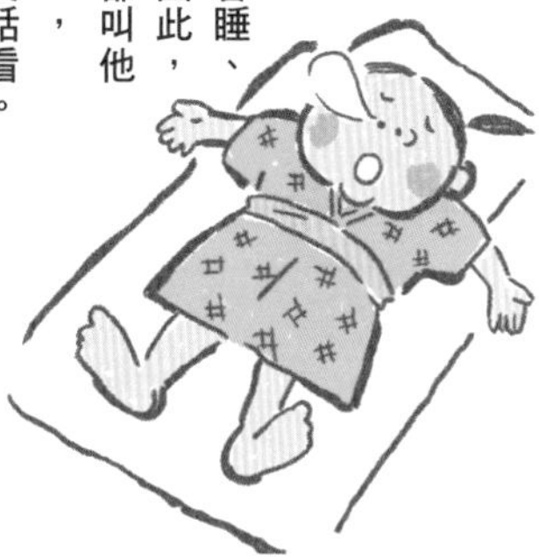

只要寢太郎稍微起床一下、出個門，就會帶著寶物回來……

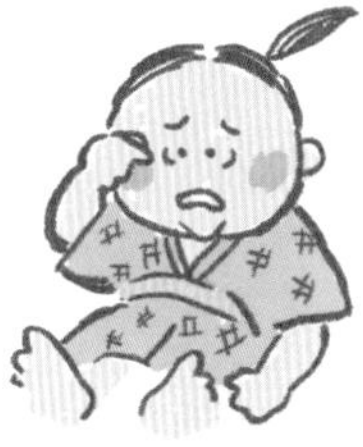

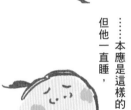

……本應是這樣的，但他一直睡，

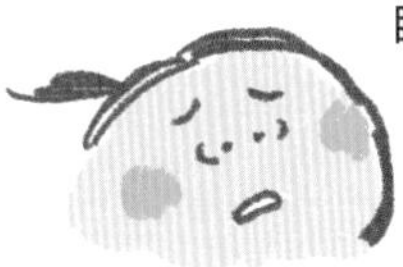

所以衰弱到根本爬不起來了……。

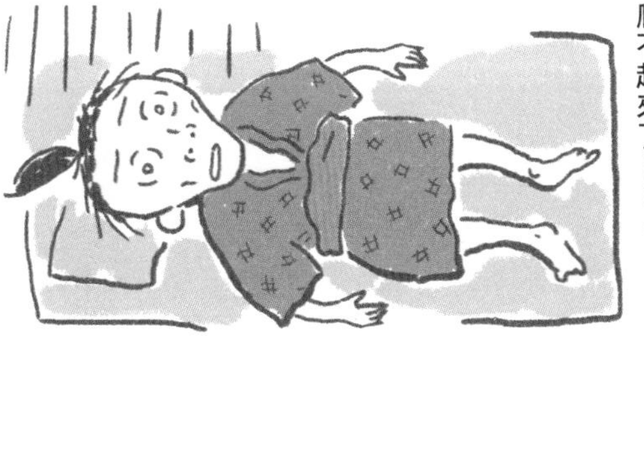

這就是一臥不起的《十年寢太郎》的故事。

像動物一樣，用本能與直覺做訓練

↕

正因為只有人類能健身，所以才要有計畫性地執行

動物應該沒辦法「健身」吧。沒有動物會在沒必要的狀況下，去做高強度、高費力的運動。牠們的本能與直覺，都不允許這種浪費體力的行為。

正因為如此，哺乳類、鳥類等高等動物過了一定的年紀之後，就會開始老化，逐漸失去肌力。通常，動物一過繁殖期，就會開始衰退、死亡，因此對我們人類來說，像個老人一樣衰老、死亡，或許才是最自然的模樣。

但是，**人類找到了逆轉衰老的手段。那就是「健身」。**想執行它，就必須遵守「有計畫性地安排、合理地計算」的原則。你必須知道，自己所需的強度與頻率是什麼？現在的自己能使出多少力量？先掌握好數值，再計算出應實踐的運動量。**像動物一樣遵循本能活動，是不可能練出肌肉的喔。**

不過，或許真的有人資質不凡，能夠感受自己的身體，憑直覺用全力隨便做做訓練，就練出一身肌肉。但是，這頂多只能稱作例外吧。

動物無法健身

殘念度

懂得規劃的動物，只存在於遊戲之中

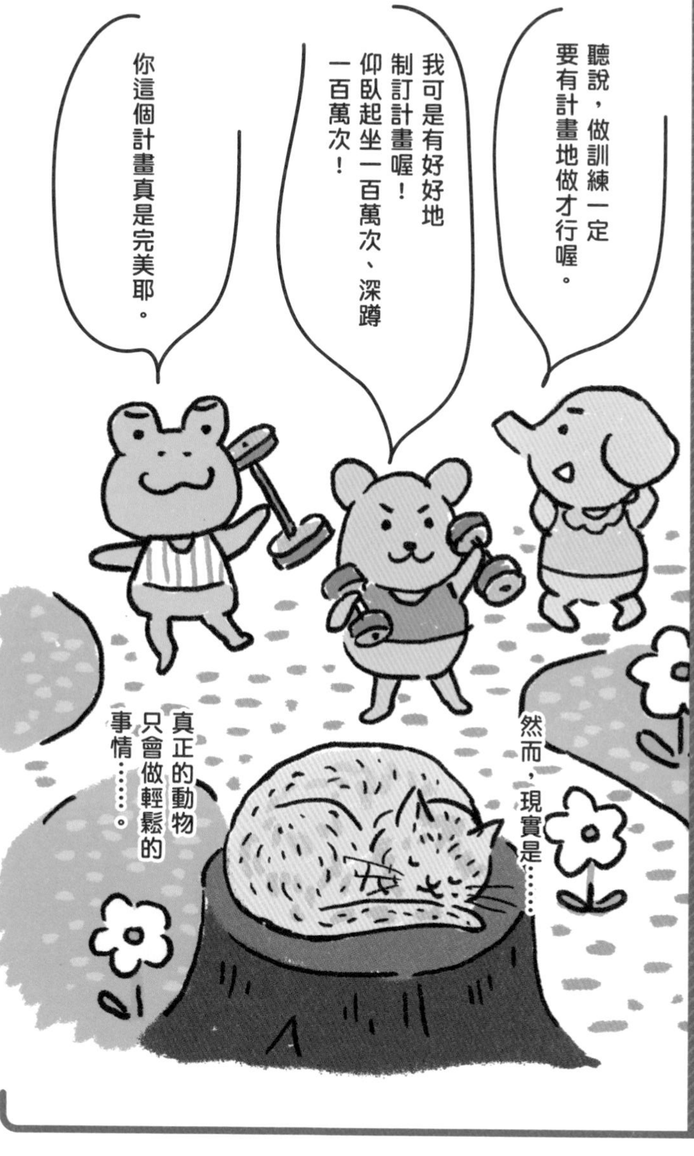
聽說，做訓練一定要有計畫地做才行喔。
我可是有好好地制訂計畫喔！仰臥起坐一百萬次、深蹲一百萬次！
你這個計畫真是完美耶。
然而，現實是……
真正的動物只會做輕鬆的事情……。

各式各樣的組合方式 組合沒有用。1項1組就夠了

健身界流傳著各式各樣的訓練組合。

最單純的訓練組合就是：做某項訓練10次（reps）＝1組，共做3組。此外還有各式各樣的組合，例如：先以高強度做完1組，再降重量做下一組的「遞減組」、由多種類別組合而成的「巨人組」等等，令人眼花撩亂。

我的健身原則是**「持續做最高強度的運動，直到做不了為止，才能誘發適應反應，使肌肉變得更強壯」**。

比方說，像短距離衝刺那類的運動，就是能夠令肌肉成長的高強度運動。

但是，只要盡全力衝刺1次之後，就算有稍加休息，也無法再以相同的強度來繼續衝刺吧。若觀察一下田徑百米賽跑也會發現，那些能夠輕鬆進入決賽的頂尖選手們，都不太注重預賽。因為，要是不小心在預賽中使出了全力，那麼決賽時就沒有力氣了。

一旦使出全力後，下一組訓練就無法做最高強度的運動了。所以，無論做了幾組、再怎麼用心調整組合內容，都無法促進肌肉生長。

因此，我推薦的做法是**每個項目各做1組**。這樣就夠了。

殘念度

盡全力衝刺後，難道還有辦法跑出相同的水準嗎？

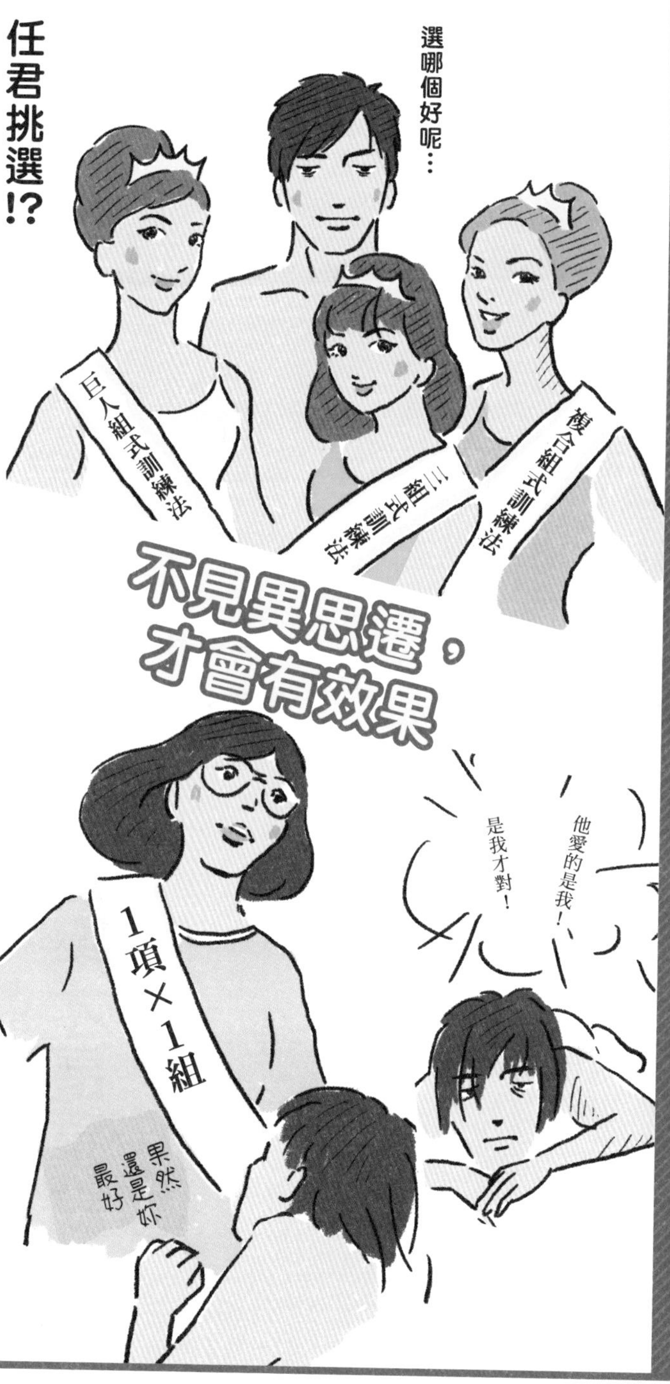
任君挑選!?
選哪個好呢…
巨人組式訓練法
三組式訓練法
複合組式訓練法
不見異思遷，才會有效果
1項×1組
他愛的是我！
是我才對！
果然還是妳最好

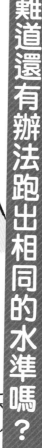

偶爾變換一下例行訓練或項目，以免一成不變

習慣它，並激發出最大功率才是重點

肌肉混亂訓練法：為了避免太過呆板，而在訓練中增添變化。直覺訓練法：隨機應變，靠直覺決定當天的訓練。以上是由國際健美總會「奧林匹克」創立者——喬．韋德所提出。這兩種訓練法都是擺脫訓練停滯期的方法。

然而，身體的變化是由生活習慣累積而來。因此，**去習慣（＝讓肌肉適應）能夠激發最大功率的運動**，才是最有效的做法。

明明都快要能夠產生最大功率了，為何還要去做尚未習慣的新運動，來削弱功率呢？做還不習慣的新運動時，輸出的力量也很低，因此只會多花時間等身體習慣新運動而已。這樣真的有辦法練出肌肉嗎？非常令人懷疑。

健身帶來的效果是「適應」，因此必須習慣才會產生此效果。每次都做不一樣運動，是無法習慣的。

我的經驗也顯示，假如每次都做不同的訓練，就不知道肌力是否真的有上升了。而且，回頭做原本的訓練時，肌力也沒有變強。

因此，**韋德先生的肌肉混亂訓練法與直覺訓練法，都是殘念健身法。**

殘念度

健身就是適應。想要適應，就需要「習慣化」

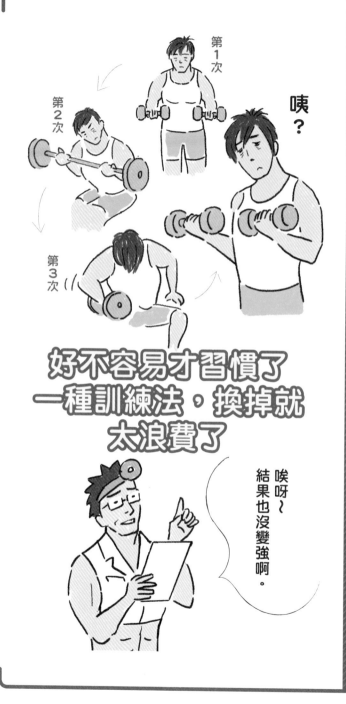

好不容易才習慣了一種訓練法，換掉就太浪費了

鍛鍊局部肌肉⇄使出全力做訓練，不必細分區塊

肌力訓練大致可分成兩種，即單關節運動與多關節運動。單關節運動，是指用到1個關節的運動；多關節運動，是指用到2個或多個關節的運動。好比啞鈴彎舉等運動，因為是肘關節的彎區、伸展動作，所以屬於單關節運動。

健美人士說要調整外形時，都會做局部訓練。似乎確實是如此。不過，為了強化肌肉而做**輕重量的單關節運動，真的能夠增加肌肉量嗎？這是有疑問的。**

多關節運動會用到多個身體部位。單關節運動所使用的重量，跟多關節運動比起來，便顯得非常輕。因此，做多關節運動鍛鍊多個部位，才會讓全身各部位的肌肉花更大的力氣，呈現力量爆發狀態。

所以說，**如果打算提升肌力的話，那麼，使用多個關節，且消耗較多力氣的多關節運動，才是較佳選擇。**

通常，使用高重量的人，體格都比較壯碩，對吧？因此才說，**輕量練局部的鍛鍊方式是殘念健身法。**

殘念度

做多關節運動，用全力鍛鍊肌肉，才會有效率！

哪一種較有效率？

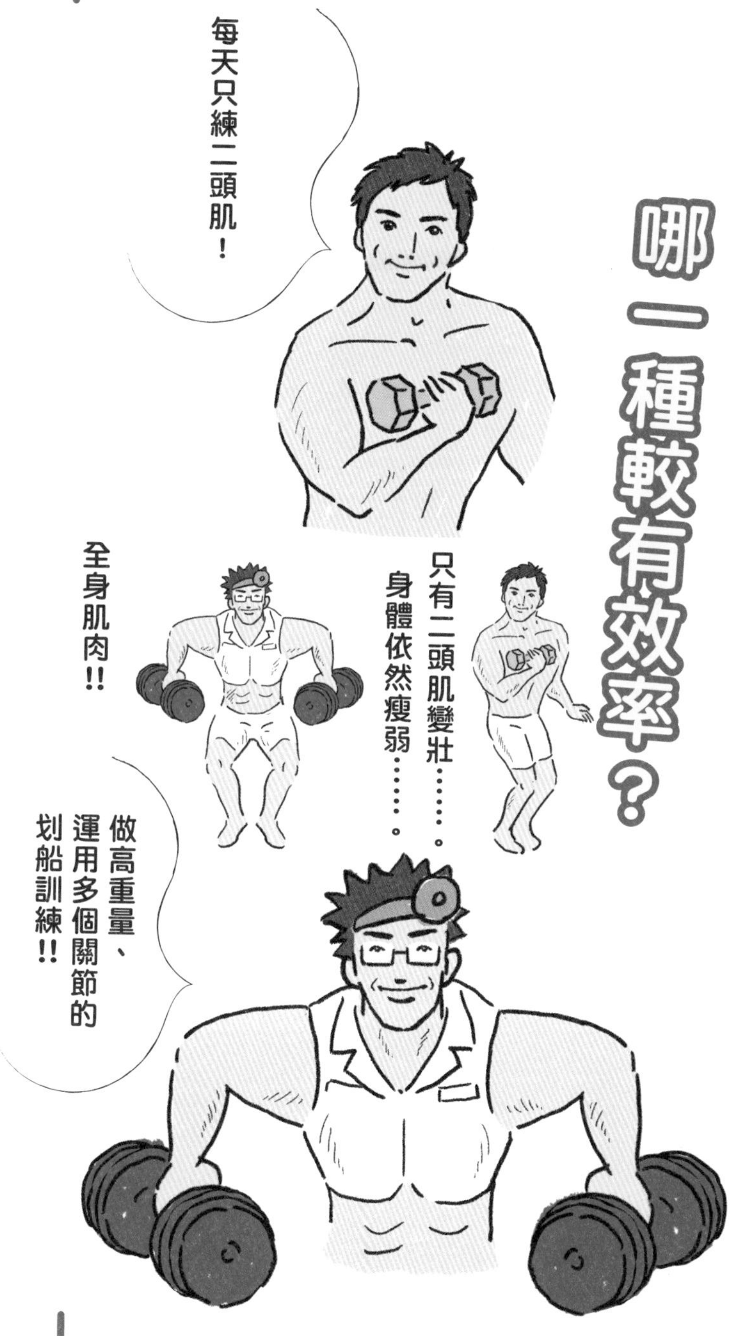

對牆壁施力就能訓練肌肉⇔難以達到最大功率

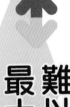

肌肉的收縮模式，可分為下列3種。

向心收縮：用力時，肌肉會縮短。

等長收縮：肌肉雖然在收縮，但是肌肉長度不變。

離心收縮：用力時，肌肉被拉長。

以啞鈴彎舉來說，舉起啞鈴時，是向心收縮；垂下啞鈴時，是離心收縮。等長收縮則是指「以手推牆，保持不動」、「用自己的雙手互推」等等的肌肉收縮形態。

三者的施力大小依序為：向心收縮＜等長收縮＜離心收縮。

那麼，做等長收縮有辦法健身嗎？運動強度對肌肉醫生而言，就是功率（＝力×速度）。**等長收縮的速度是零**。這樣一來，**除非是非常用力地推牆，否則這種強度的運動，是無法提升肌力的**。

各位實際做一次，就會知道這樣子很難施力。光靠普通的意志力，是使不出多少力氣的。無論做多久都不會喘，肌肉也不會累。因此，**不太有辦法利用等長收縮來健身**。說個題外話，等長收縮是物理治療師的最愛。

殘念度

若沒有過人的意志力，就無法用它來健身

等長收縮
光靠普通的意志力是很難辦到的……。

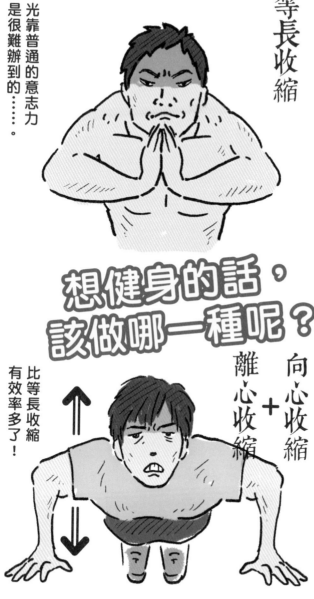

想健身的話，該做哪一種呢？

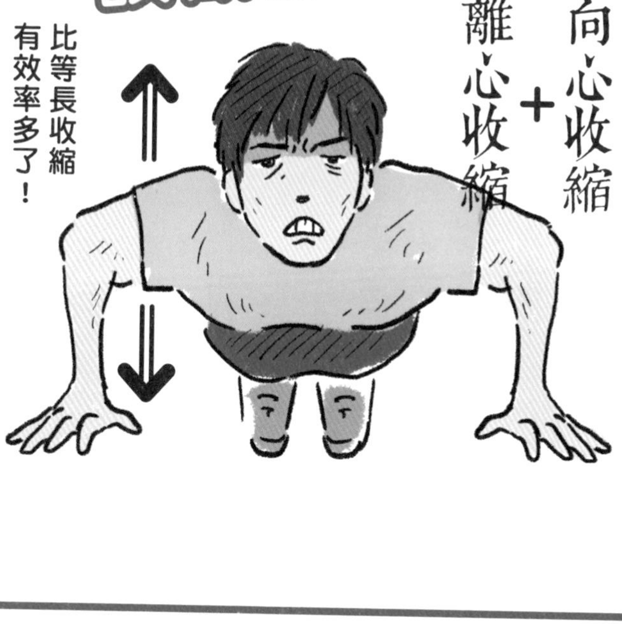
向心收縮＋離心收縮
比等長收縮有效率多了！

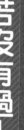

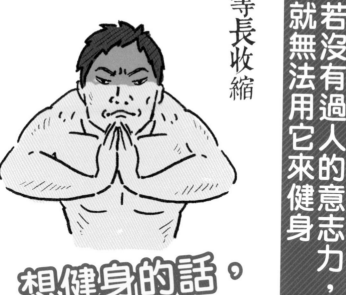

令肌肉膨脹的運動本來就不算健身

健美選手在上台比賽前做的，就是Pump up。其中有不少人，會從比賽的幾天前開始限制飲食，上健身房時也暫停做正規訓練，以便專心將肌肉練得更大。總之就是要「盛裝打扮」一番。

施予中強度的運動負荷後，使肌肉充血，打造出暫時性的肌肉膨脹狀態。像這樣**讓身體產生泵感（pump）後，就會使肌肉看起來更大**，因此也有不少人產生誤解，**以為這就是健身**。

阿諾・史瓦辛格雖然說過「在健身房內追求泵感，比做愛還要有快感」之類的話，但遺憾的是，**有泵感也不代表肌肉變強、變大了**。

所謂的Pump up，就只是那些已經長滿肌肉，而且沒有皮下脂肪的健美人士在做訓練時，暫時變得緊繃的狀態而已。

好比登山後，也會感到雙腿脹脹的，但這樣並不代表有健身效果。

說到底，**想提升肌肉的基礎尺寸**，還是得回到**「刺激肌肉，使肌肉適應、增強」**這個基本原則上。

殘念度

Pump up是做來給人看的，它本來就不是健身法

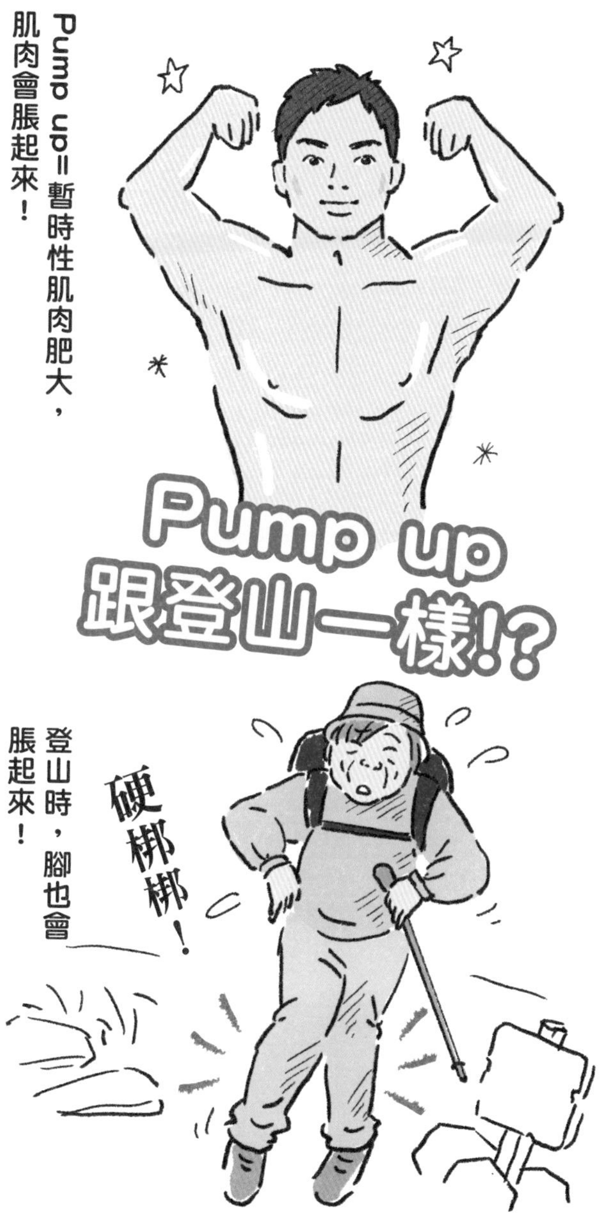
Pump up=暫時性肌肉肥大，
肌肉會脹起來！
Pump up
跟登山一樣!?
登山時，腳也會
脹起來！
硬梆梆！

擺姿勢也能健身
⇕
就算使勁做低負荷的輕量運動也沒用

健美人士在擺姿勢時，只要使力，就能讓肌肉浮現——相信很多人都見過這種畫面。也許是這種印象太鮮明的關係，導致一部分的人以為，只要使力，就有健身效果。但通常，「使力的動作」幾乎不會對身體施加負荷。要說它是等長收縮的一種也行，而且是屬於非常輕量的運動。

容易流汗的健美選手，或許會因為擺姿勢而滿身汗，但也不能因為這樣，就說那是高強度運動。

運動可分成兩種。

主動運動：自己靠自己的力量動起來。

被動運動：藉由他人、另一隻手、機械等外力讓自己動起來。

在醫師國家考試中，有一題是「具有強化肌力效果的運動是？」而答案是「主動運動」。對健身幾乎一無所知的醫師，目前所擁有的健身知識，就是到這種程度而已。

當然，**我們不可能只靠主動運動來練肌肉。因此，使力擺姿勢也是非常殘念的健身法。**

殘念度

光靠擺POSE是練不出肌肉的

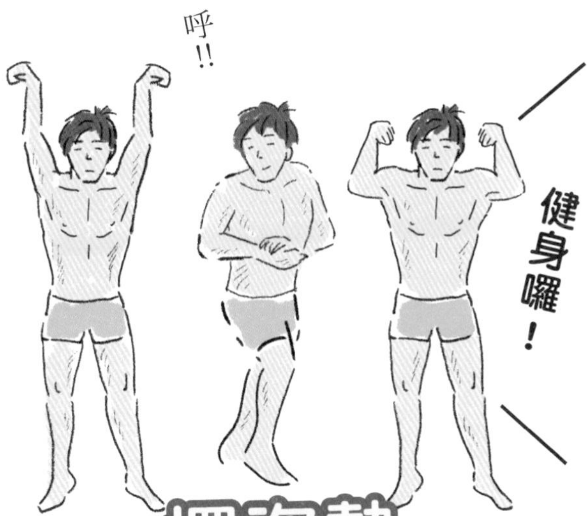

擺姿勢並不會長肌肉！

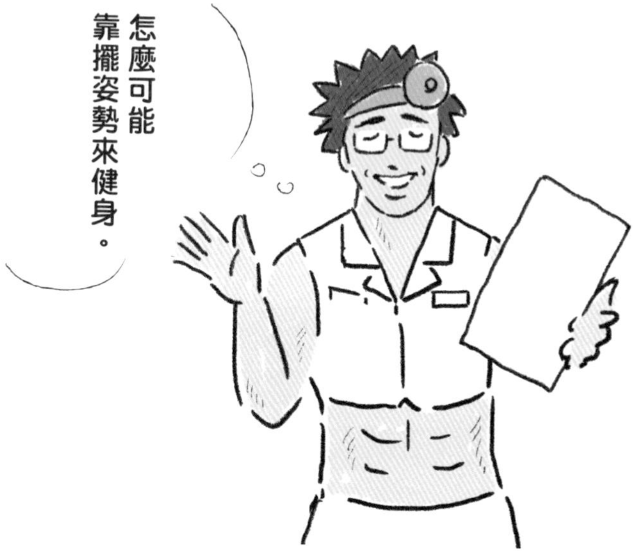

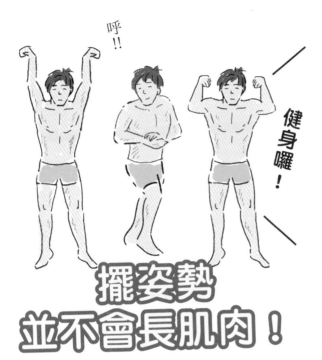

去感受特定的肌肉，以達到訓練效果 ⇅ 有沒有感覺並不重要

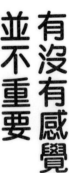

健美人士常常會在做完訓練後，說「有感覺了、見效了～」之類的話，但真的見效了嗎？將注意力放在想練的肌肉上，一面感受它，一面用力。結果，只要肌肉充血膨脹（Pump up），或是產生痠痛，就會讓人以為「見效了」。

Pump up是與肌肉強化無緣的現象，肌肉痠痛也一樣。參考這些感覺來判斷見效與否，是很有問題的做法。有氧運動（例如：登山）也會造成肌肉痠痛，但還是無法健身。

似乎有很多健身指導員也認為，要用心感受想練的肌肉，才能練得更好。

但，重點並不在於「自己能否感受到訓練見效」，而是在**「該肌肉是否實際做了最大功率的運動」**。

倘若實際上，肌肉並沒有被強化，那麼即便訓練後「有感」，也沒什麼意義。

與其將注意力放在肌肉上，還不如專注在爆發力上，奮力運動（讓肌肉做高強度運動），才會有健身效果。

無法真的讓肌肉變壯，就不叫健身

殘念度

要做，就要「火力全開」

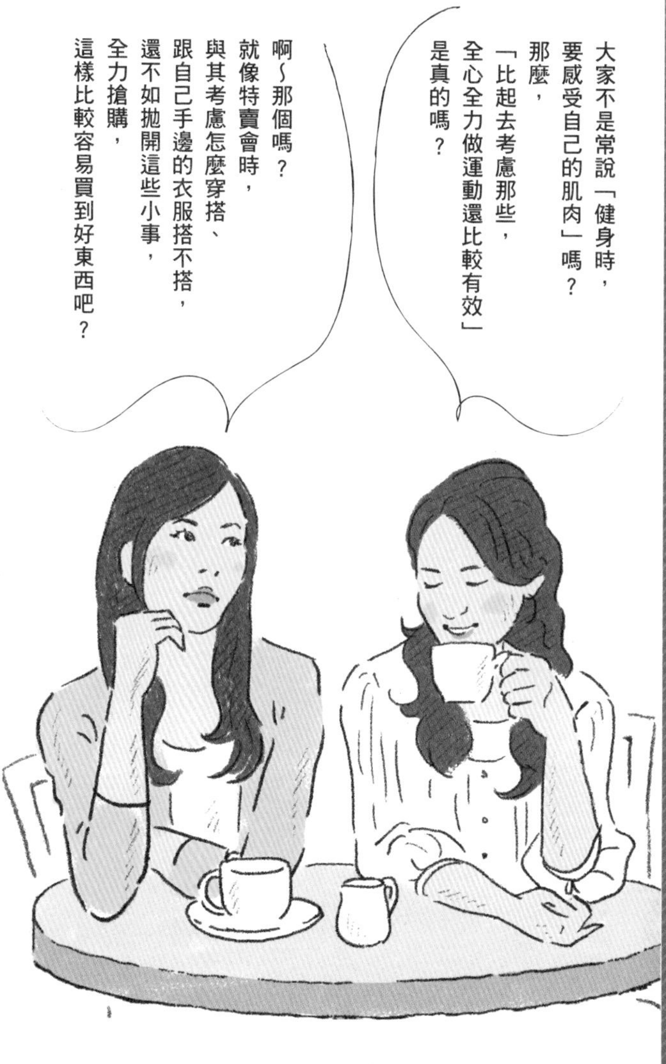
大家不是常說「健身時，
要感受自己的肌肉」嗎？
那麼，
「比起去考慮那些，
全心全力做運動還比較有效」
是真的嗎？
啊~那個嗎？
就像特賣會時，
與其考慮怎麼穿搭、
跟自己手邊的衣服搭不搭，
還不如拋開這些小事，
全力搶購，
這樣比較容易買到好東西吧？

健身時講究呼吸方式↔原則上，只要不閉氣就行了。

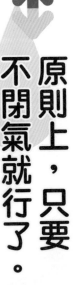

有些運動很講究呼吸方式，好比瑜伽就是最具代表性的例子。
在健身界中，也是有一些未經思索，便胡亂強調呼吸方法的指導員。
有時候，他們會仔細地指示「現在要吸氣，然後在這個時候吐氣」之類的。
有些學員已經習慣了這種訓練方式，因此，就連在我這邊健身時，也會很在意呼吸方式，頻頻問我：「該用什麼呼吸方式呢？」
我的答案很簡單：「**別閉氣就好。**」
一旦屏住呼吸，就無法持續運動，因此不能這樣做。
再來就是正常地呼吸即可。此外的事，我完全不會在意。
有些人做深蹲時，也會講究「膝蓋絕不能超出腳尖」等等。但這些細節根本就無所謂。
其重點在於，該怎麼做，才能透過深蹲做出高強度運動。只要實踐這個重點就夠了。**做高強度運動時，「呼吸方式」並不是一件非常要緊的事。**
因此，**講究呼吸方式的健身法，就是殘念健身法。**

呼吸方法並不講究，重點是不要屏住呼吸

殘念度

要做，果然還是要「火力全開」

大家不是常說「健身時，
要邊吸氣邊伸展，邊吐氣邊彎曲」嗎？
那麼，
「只要不閉氣，
專心全力運動就會有效果」
是真的嗎？

啊～那個嗎？
就像突然有興致，想跳個舞的時候，
要是太在意一些細節，
好比去思考別人怎麼做、
對什麼時候
該抬起腳抱持懷疑之類的，
就會陷入混亂，
跳出奇怪的舞吧？

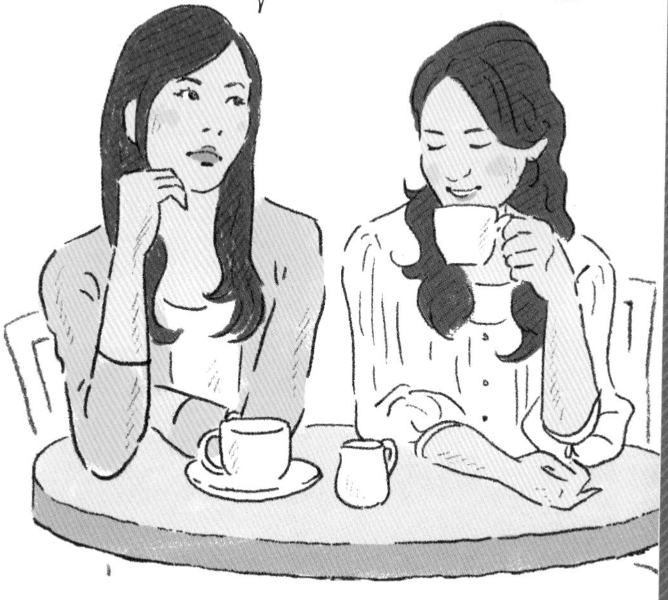

以前，練腹肌或背肌、做伏地挺身，都是很棒的健身法

↕

對成長期而言，或許是對的

自重訓練是指，利用自己的體重對身體施加負荷，以達到訓練效果。

以前說到健身，不外乎就是練腹肌、練背肌、做伏地挺身等等。自重訓練就是指這些。

我念國中時，只要做這些運動，真的就會慢慢變強壯。做起來也會越來越輕鬆。但這樣子真的算是在健身嗎？

20歲前是成長期，只要過著正常的生活，體重就會逐漸增加，肌力也會逐漸變強。因此，以前就算只靠自體重量來做訓練，也能練出一定程度的肌肉。

但是，說起學生時代的自重訓練，大部分的人都是專心用輕鬆的姿勢做個幾次而已。這樣做只會跟做有氧運動差不多，根本不算健身。簡單來說，想要輕鬆做訓練的人，不管做幾次都練不出肌肉。

另一方面，剛開始健身的人即便過了成長期，也會遇到適合自重負荷的階段。在這種時候，自重訓練也許就有健身效果。但認真健身的人，沒過多久就會發現，這樣的運動無法滿足健身的需求。

因此才說，**自重訓練是令人遺憾的健身方式**。

殘念度

只有某個時期能把自重訓練當作健身

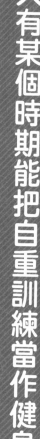

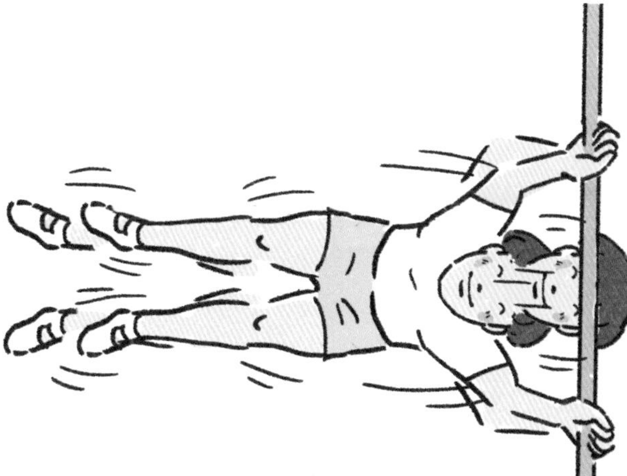

在成長期，不管做什麼都會成長

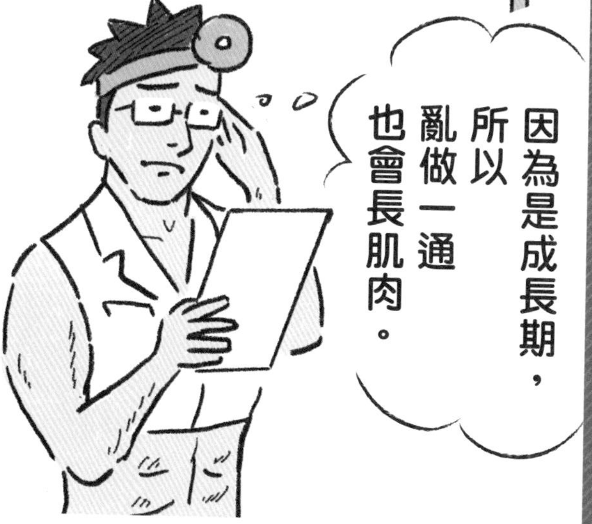

利用EMS輕鬆健身 ↔ 頂多只能算是日常生活程度的運動

現在來談談新產品時有時無的ＥＭＳ。

直譯ＥＭＳ（Electrical muscle stimulation）的話，就是「電流刺激肌肉」。即利用電流刺激肌肉，使肌肉產生收縮運動。據說，只要將貼片貼在想練的肌肉上，然後通電，使肌肉收縮，就可以達到跟實際做訓練一樣的塑身效果。

商人宣稱，藉由電流刺激，就能讓肌肉運動，不必自己努力，因此可以輕鬆達到健身效果。但是它所帶來的刺激，真的有達到足以強化肌肉的程度嗎？

說到底，若從運動強度的觀點來看，電流刺激所引發的肌肉收縮，應該介於被動運動與主動運動之間。而且，它只會引發輕微肌肉收縮，輕微到連關節都不會動。而這稱得上是高強度運動嗎？

再者，就算能引發肌肉收縮，它也是個能夠持續做很久的運動，而且也不會造成心肺的負擔。

換句話說，這只是在**利用電流刺激，來做日常生活程度的運動而已**。由此可見，**它的運動強度過低，所以稱不上是健身。**

運動強度太低了

殘念度

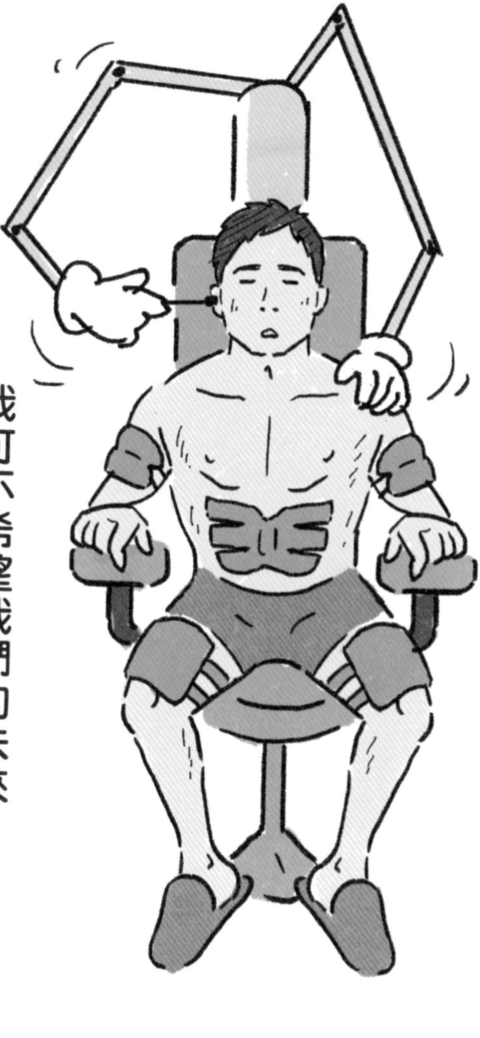

人類是一種懶惰的動物

加壓訓練法可以用低負重來輕鬆訓練 ⇅ 有必要這麼做嗎？

進行加壓訓練時，需將專用綁帶綁在手臂或腿的上端，施加壓力，以限制肌肉中的血流。一般認為，它能以低負荷，在短時間內達到健身效果。據說，創造此訓練法的靈感來自於：在手腳上端被綁住的狀態下（此狀態叫做「驅血」），就算只是做輕量運動，也會產生泵感。

人們認為，只要習慣了在驅血狀態下做輕量運動，就等於肌肉適應了這種狀態，變得有辦法忍受驅血痛。

因此我不禁猜想，假設加壓訓練真的讓肌肉量成長了，那麼，那真的是純粹地長出具有肌力的肌肉嗎？還是說，那其實是肌肉適應了「囤積了疲勞物質也能動」的狀態，而造成某種物質肥大？

依我的經驗來看，長年做加壓訓練的人，大多都沒有強大的肌力。

不管怎麼說，只要確實做高強度訓練，就能達到健身效果，那麼為何要特地避開它，非得去做阻止血液循環的痛苦運動呢？我不明白這樣做的意義何在。

為何要故意限制血液流動，做這麼痛苦的運動呢？

殘念度

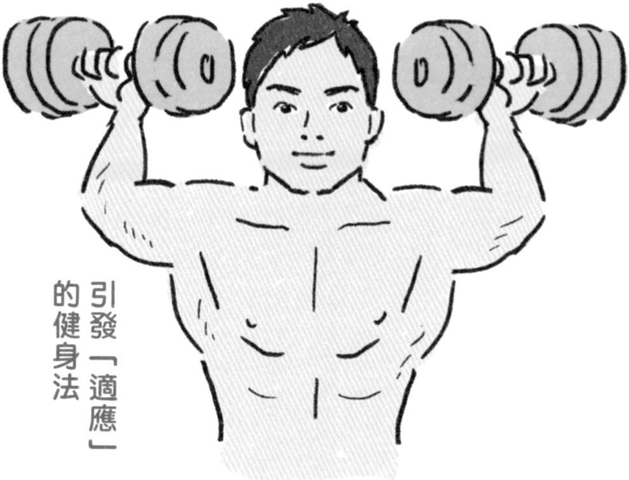

引發「適應」的健身法

哪裡不一樣呢？
有2個不一樣的地方。

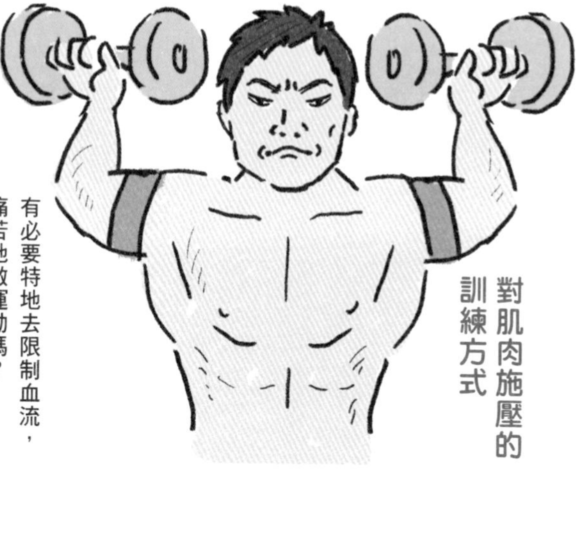

對肌肉施壓的訓練方式

有必要特地去限制血流，痛苦地做運動嗎？意義何在？

HIIT是無氧運動與有氧運動的組合，效果很好 → 沒有盡全力使用肌肉

HIIT是High-Intensity Interval Training的縮寫，意即「高強度間歇訓練」。其開發者為立命館大學運動健康科學部的田畑泉教授，因此HIIT也常被稱作「TABATA訓練法」。此訓練法是利用自體重量，交替進行短時高強度運動與極短暫休息，可透過短暫的訓練，獲得極大的效果。由於同時具有無氧運動及有氧運動的效果，所以觸動了推崇理性主義的歐美人的心弦，於是從歐美開始掀起熱潮。

但是要我說的話，我會說，這不算全力運動。我們必須快速地推動有重量的東西，讓肌肉「適應」這種狀態，才有辦法產生力量。**足以讓肌肉進入「適應」狀態的運動，是不可能靠著短暫休息，就有辦法持續做下去的。**

另外，無法令肌肉產生適應反應的低負荷運動，往往都會拉長訓練時間。**時間拉得越長，就越有可能從無氧運動轉變成有氧運動。**這樣一來，**就不是在練肌肉，而是在鍛鍊心肺機能而已。**

而且，你必須很有毅力，才有辦法完成這種訓練。我認為這樣會**非常辛苦**喔。

用HIIT是無法使盡全力運動的

殘念度

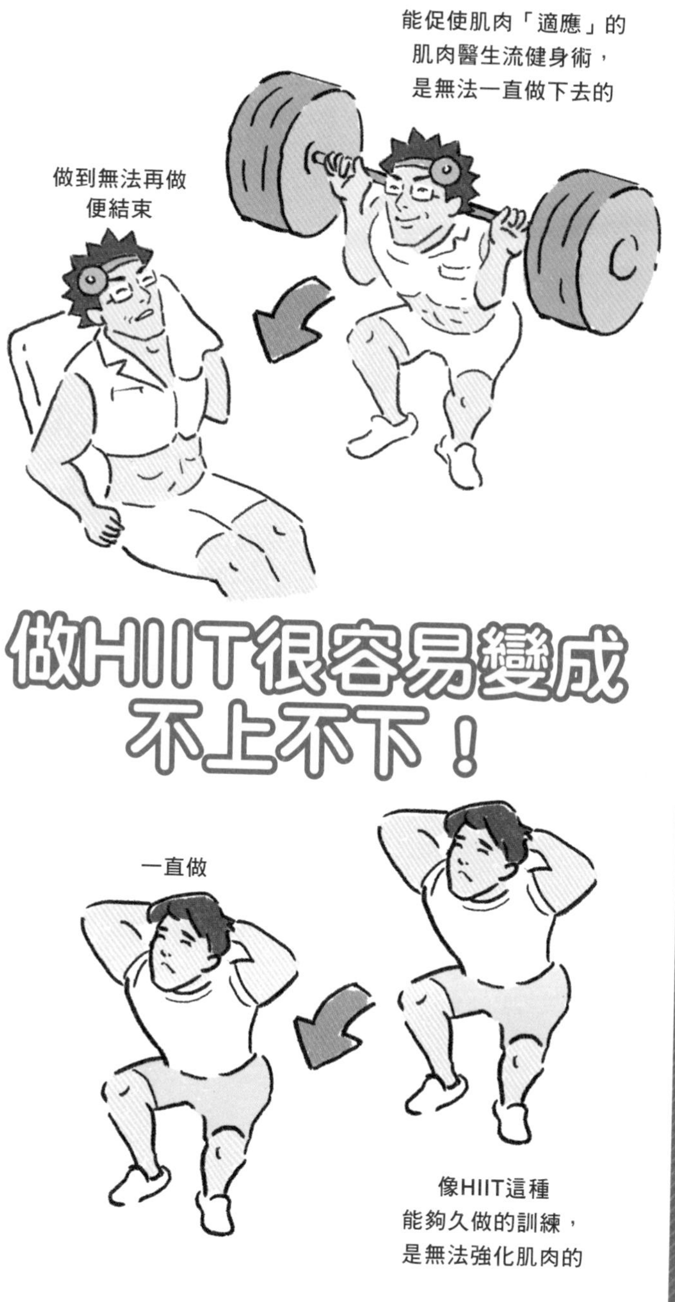
能促使肌肉「適應」的
肌肉醫生流健身術，
是無法一直做下去的
做到無法再做
便結束
做HIIT很容易變成
不上不下！
一直做
像HIIT這種
能夠久做的訓練，
是無法強化肌肉的

輕鬆增強肌肉的健身器具　連有氧運動都稱不上

市面上有許多用來輔助腹肌訓練、深蹲等的運動器材。

那些器材真的有辦法鍛鍊肌肉嗎？

健腹器是利用躺下的力量拉伸彈簧，因此起身時，彈簧就能提供輔助。深蹲器則是利用坐下的力量拉伸彈簧，因此站起時，彈簧就能提供輔助。有了這些，就能輕鬆地練腹肌、做深蹲了！說是這樣說啦……。

假如彈簧的彈力太強，那麼一個弄不好，就會變成被動運動。躺下、蹲下時是主動運動，起身時則是被動運動。自己動起來的，叫作主動運動；藉由外力動起來的，叫作被動運動。而**被動運動根本無法強化肌肉**。

借助這些器材做仰臥起坐或深蹲，恐怕做再久都不太會喘吧。如果是像鬥牛機那樣，動得相當激烈，幾乎快把人甩下來的器材，那或許還有一點有氧運動的效果。

如果只是做做躺下或蹲下的運動，那恐怕連有氧運動都稱不上。這樣根本無法鍛鍊肌肉。

恐怕連有氧運動的程度都不到

殘念度

連這種程度的電動健身機都沒有效果！

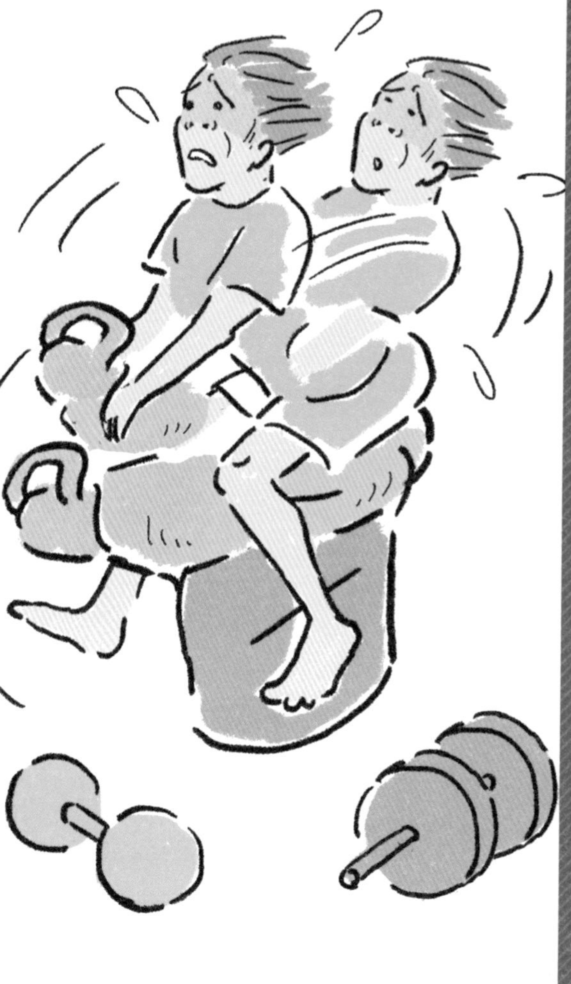

做到這種程度的話，
才有機會達到有氧運動的水準

用輕量的慢速訓練來確實強化肌力
想慢慢做離心收縮也行，但慢慢做向心收縮就沒效果了

慢速訓練法就是用慢動作施加負荷。號稱用低負荷也能達到肌肥大效果。它的道理就跟加壓訓練一樣，都是在肌肉內部壓力較高的狀態下持續做訓練，使疲勞物質囤積，產生刺激，以達到肌肉增量目的。

就拿深蹲來說吧。在站起來的過程中，向心收縮的力量會使肌肉收縮；在蹲下的過程中，離心收縮的力量會使肌肉伸展。

慢速訓練的做法就是，不管是站起來，或是蹲下來的動作，都要慢慢地做。而肌肉醫生指導的深蹲做法則是，**蹲下時慢慢來，起身時盡量快一點**。因為，這樣做才是強度最高的做法。假如蹲太快的話，就等於是「身體只是順著重力下降而已」。這樣一來，肌肉就會鬆弛，變成休息狀態。

做蹲下的動作時，不管是慢速訓練法，還是我的訓練法，都會用到離心收縮。然而，慢速訓練法講求起身時也要慢慢來。刻意慢慢做向心收縮，或許能讓人產生「有用到肌肉」的感覺，但是就物理性來說，這屬於低功率的運動，因此會感到強度較低。

將慢速訓練法用在離心收縮上，或許還不錯；**但用在向心收縮上，就是殘念健身法了。**

殘念度

慢速訓練法的速度不夠快！

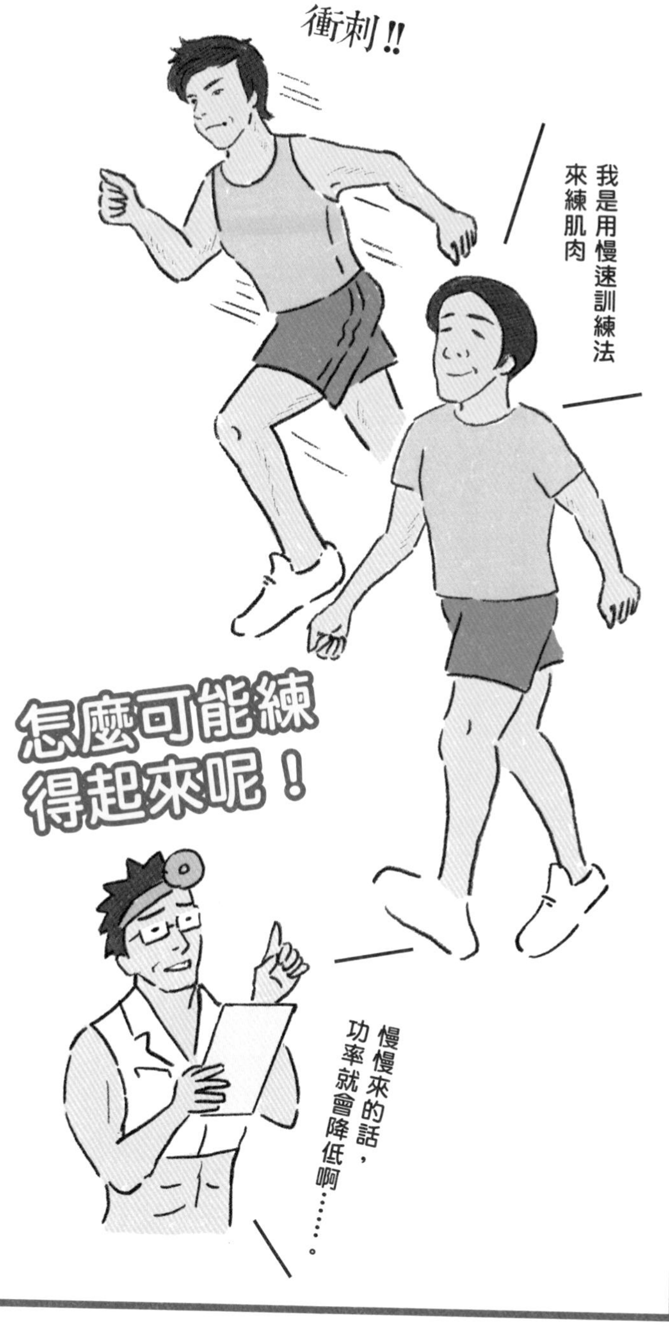
衝刺!!
我是用慢速訓練法來練肌肉
怎麼可能練得起來呢！
慢慢來的話，功率就會降低啊……。

鍛鍊深層肌，以強化體幹 ↔ 低強度運動才會使用深層肌

從前一陣子開始，人們就常常把核心肌（體幹的深層肌）、深層肌（深層的肌肉）掛在嘴邊。核心肌也好，深層肌也罷，不管怎麼說，肌肉都是無法被感受、被分開來使用的東西。我很常說：「那麼，請你試著不要用三角肌，只用肩腱板肌來把手臂抬高。」至今還沒有人成功過。就算有，也只能說是特別靈巧而已，對健身一點幫助也沒有。

我認為，健身就是**「適應高強度的運動習慣」**。

會用到核心肌、深層肌的運動，都是強度較低的運動，而不是高強度運動。就算訓練時覺得很辛苦、很有感，那也只不過是正在使用貧弱的肌肉而已。以全身來看，這並不算是高強度運動。

以前面的例子來說，使用三角肌等肌群，會比起只使用肩板腱肌來得有力量，這樣才有辦法做強度更高、更有爆發力的運動。

由此可見，**鍛鍊深層肌的運動，幾乎不會有增肌效果**。因此我們可以認定，它就是殘念健身法。與其去在乎深層肌，然後做一些低強度運動，還不如專心做高強度運動，鍛鍊所有的肌肉，這樣才更能帶來刺激，使肌肉增強。

健身時，完全不必去在意深層肌

殘念度

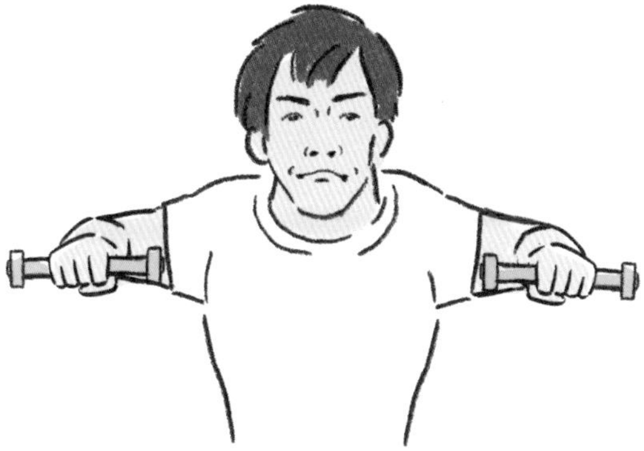

鍛鍊深層肌的
低強度旋轉肌訓練

哪種做法比較「殘念」？

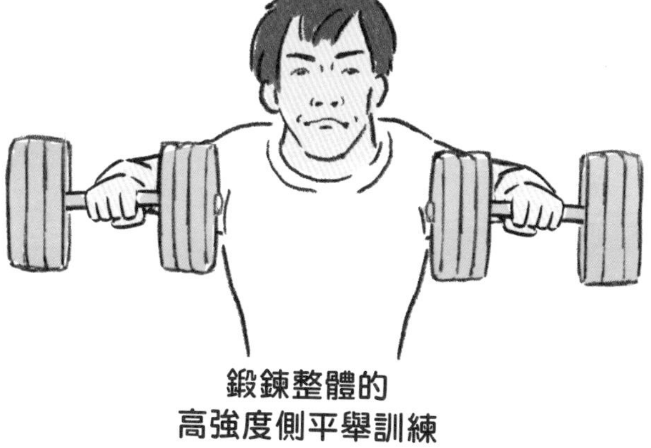

鍛鍊整體的
高強度側平舉訓練

依競技種類來做不同的訓練，以提升競技能力

健身就是健身，不要和其他訓練混為一談

有人會依照競賽的需求來練肌肉。

好比棒球投手為了強化肌力，也會在練投時，增加投球姿勢的負荷。但光是練習投球就已經過度使用肌肉了，假如再替同樣的動作增加負荷，就會提升受傷風險。當然，會遇到這種風險的，可不只棒球選手。

另外，許多運動都會用到扭轉動作。扭轉動作大多都是低力量輸出、只能接受低負荷的動作。一旦對它強加負荷，**就很容易對韌帶、關節造成巨大負擔或傷害**。

既然這麼危險的話，那該怎麼辦才好呢？

答案是：不要再依競技類別來選擇重訓方式了。**競技的練習就用競技的動作來練，健身就用健身的方式來練。分開來練，才是較合理、較有效的做法。**

因使用過度而受傷的運動選手來到我這裡後，我便請他避免過度練習競技動作。至於健身就歸健身。於是，一直好不了的舊傷也逐漸恢復了。不僅如此，他還透過普通的健身，讓身體狀態變得比受傷前還要好。

練習競技就用競技的動作，健身就用健身的方式

殘念度

分開來比較有效!?

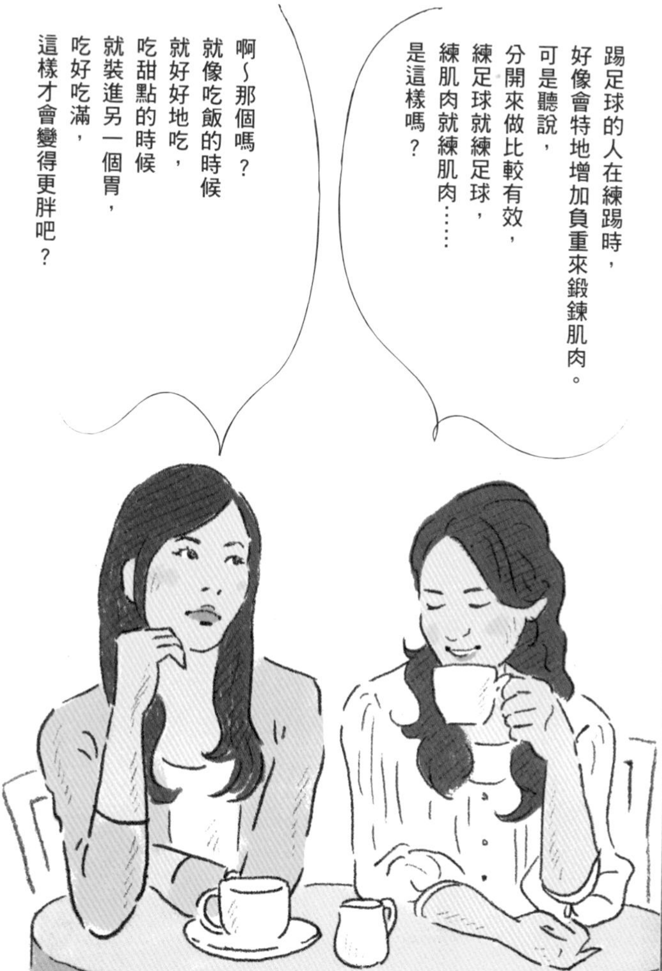
踢足球的人在練踢時，
好像會特地增加負重來鍛鍊肌肉。
可是聽說，
分開來做比較有效，
練足球就練足球，
練肌肉就練肌肉……
是這樣嗎？
啊～那個嗎？
就像吃飯的時候
就好好地吃，
吃甜點的時候
就裝進另一個胃，
吃好吃滿，
這樣才會變得更胖吧？

去有名的健身房，就有各式各樣的器材，讓人獲得更棒的訓練
↕
你有辦法選出適合自己的器材嗎？

並不是說，找到一間好的健身房，就可以放心了。即使那是擁有各式最新器材的知名健身房也一樣。

有些人會說：「他自從去了那間健身房，就變得渾身肌肉！」但通常，那只不過是「一個原本就渾身肌肉的人，去了有名的運動健身房」而已。不然，各位也可以去試試。我想，結果應該是有些人練得起來，有些人練不起來。

不用說也知道，**問題不是去了哪間健身房，而是在那裡做了什麼訓練**。就算去不太有名的健身房也無所謂。

以前的公營運動中心確實很差。裡頭淨是一些無法練肌肉的器材，配重片也不夠充足……。但現在的公營健身房已經改頭換面了，所以基本上，只要有心，就有辦法練好肌肉。

就算去了有名的健身房，**也要了解「何謂健身」才有用，不然就會變成：只是做個室內運動、踩個飛輪車、跑個跑步機，然後就回家了。**

這樣當然不算健身。

殘念度

結果，一堆人都只會踩飛輪車、跑跑步機

來聊聊什麼叫「好的健身房」吧！

今天在健身房裡過得好充實啊！
踩飛輪車踩到一半時，
●●也來了，所以我們小聊了一下。
之後我們一離開有氧區，
就遇到△△和＊＊，於是大家就一起到
重訓區練腹肌，然後又去泡個澡、喝個茶
才回家。今天實在太開心了。
真的是很棒的健身房呢～

老婆啊，
你交到很多朋友、大家感情都很好，
那很棒。
但是，那算「健身房的好」嗎？
這樣不就只是去聊天、泡澡、
喝茶而已嗎？
這跟健身房無關吧！
跟你的健身房比起來，
我的才……（待續）

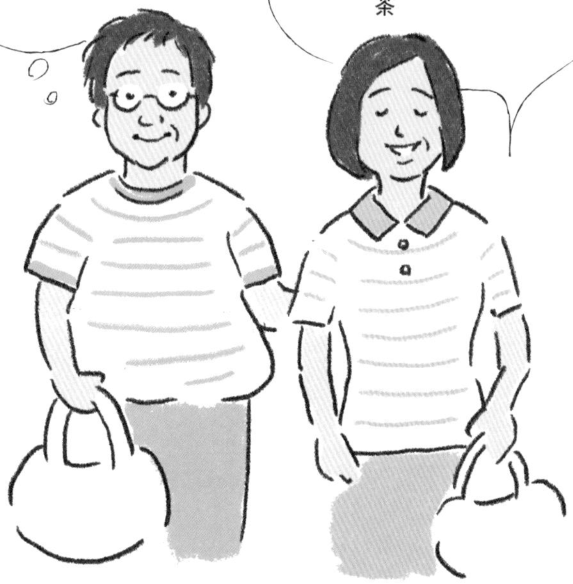

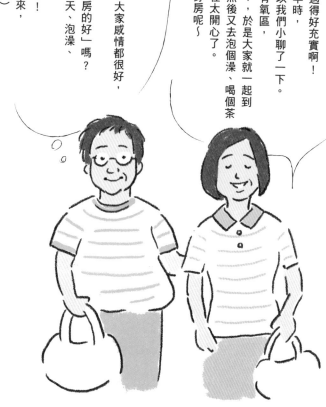

只要有好的器材，就能練出肌肉
不是器材的問題

很多人都以為，只要有好的器材，自然就能練出肌肉。

於是就開心地買了深夜節目裡宣稱可以輕鬆瘦身、健身的器材，最後才發現沒有效果，大失所望。

許多健身愛好者都會去關注「那位知名選手做了什麼訓練、用了哪種器材」，然後跟著嘗試，說一些「這真有效啊～」之類的話。

這就跟「知名健身房」的道理一樣。並不是說使用好器材，就有辦法練出肌肉。

問題不在於「器材」，而是「自己做了什麼運動」。

「適應高強度運動習慣」才叫作健身。

若無法提供最高強度的運動，那麼，即便它是最新型的器材，也稱不上是好的健身器材。

至於那些能讓動作變得更輕鬆、能利用電流使肌肉收縮、能自動動起來的機器，更是不值得一談。

雖說根據使用的器材不同，可能會讓高強度運動變得更好做，或更難做，但基本上，只要了解健身的基本原則，就不會有什麼大問題。

殘念度

無法提供最高強度的運動，就稱不上是好的健身器材，即便是最新款也一樣

來聊聊什麼叫「好的健身房」吧！

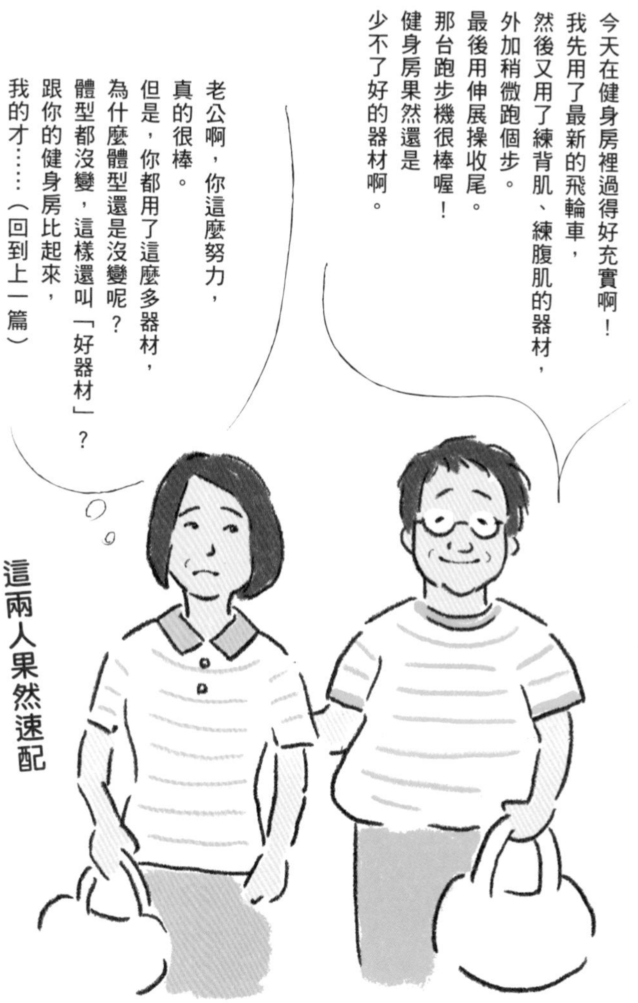
今天在健身房裡過得好充實啊！
我先用了最新的飛輪車，
然後又用了練背肌、練腹肌的器材，
外加稍微跑個步。
最後用伸展操收尾。
那台跑步機很棒喔！
健身房果然還是
少不了好的器材啊。
老公啊，你這麼努力，
真的很棒。
但是，你都用了這麼多器材，
為什麼體型還是沒變呢？
體型都沒變，這樣還叫「好器材」？
跟你的健身房比起來，
我的才……（回到上一篇）
這兩人果然速配

收音機體操在年長者眼中，也是一種鍛鍊身體的運動 ➡ 總比不動好

每當我問老人家：「您有鍛鍊身體嗎？」就有機會聽到這樣的回答：「我有做收音機體操。」收音機體操真的很受日本人歡迎呢。

年過20後，我們的身體機能就會開始慢慢衰退。唯一能夠抵抗老化的手段，就是「健身」。「都不動」則會加速衰退。

假如完全待在床上不動，就會每天損失0．5%的肌力。

收音機體操是強度極低的運動。很可惜，這不算健身，因此也無法對抗老化。做體操只比躺著不動好一點而已。

很多老人家聽到我問：「您有做運動的習慣嗎？」就會回：「我有在走路。」走路在他們心目中，大概就等於「自己有好好做運動」吧。

但是，銀髮族的散步、做收音機體操，大多都不會令人覺得喘。換言之，**這也無法強化心肺機能，連有氧運動都稱不上。繼續這樣下去，只會不斷慢慢老化。即便有散步、做收音機體操，也無法阻止腰腿逐漸衰弱。**還希望大家能先了解一下這一點。

殘念度

就算有做收音機體操，也無法阻止老化造成的腰腿衰退

任何時候都可以開始存「儲備肌肉」

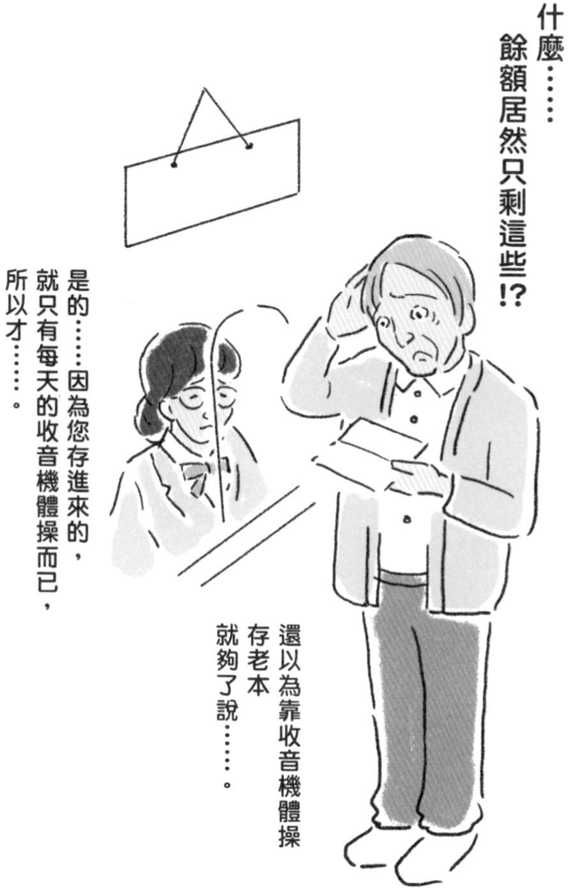
什麼……
餘額居然只剩這些!?
是的……因為您存進來的，就只有每天的收音機體操而已，所以才……。
還以為靠收音機體操存老本就夠了說……。

隨時都可以開始存「儲備肌肉」……。

在水裡走路，就能安全、無負擔地運動

重新思考什麼叫「安全的運動」

有些病患曾被醫生建議，要多走路，或者是在游泳池裡走路，以利強化肌力。我的診所也有遇過這樣的患者。據他們說，那是無負擔又安全的運動。

而他們的說法很簡單，大概就是「游泳池有水的阻力。健身跟阻力（抵抗）訓練差不多，所以只要有阻力，應該就能強化肌力」。

但是，長年認真探究高效率健身法的我，可不會想在身體逐漸衰退時，去做那樣的運動。因為我知道，**那樣做沒有效果，至於安不安全就不清楚了。**

以運動強度來說，走路或游泳都屬於低～中強度的運動，因此肌肉不必去適應（即不須增強運動能耐）。

我本來就不覺得高強度運動很危險。

使用能夠控制強度的器具來做運動，才叫作健身。因此就某方面來說，比起走路、游泳，健身還比較少發生失控的意外事故。**用衰弱的腳搖搖晃晃地走路，還比較容易因為一點點的障礙物或高低而跌倒。這樣危險多了。**

希望大家也試著重新審視一下「安全的運動」這個說法。

殘念度

只做安全的運動，反而會變得越來越容易受傷

保證安全也無法放心……

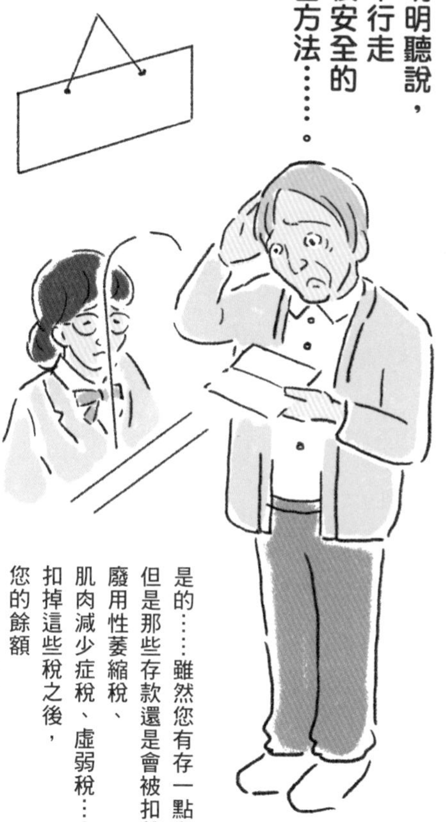

我明明聽說，水中行走是很安全的儲蓄方法……。
是的……雖然您有存一點老本，但是那些存款還是會被扣稅等等。廢用性萎縮稅、肌肉減少症稅、虛弱稅……扣掉這些稅之後，您的餘額就只剩一點點了……。

隨時都可以開始存「儲備肌肉」……。

為了改善身體機能衰退而做的復健 ↔ 復健只會讓年長者慢慢退化

自我當骨外科醫師以來，就常常指示物理治療師，叫他們讓患者健身。但是，物理治療師們都沒有按照我所說的去做。他們會姑且先答應我，但最後都沒有執行。這就是所謂的「面從腹誹」。

我的醫師同事也曾提醒我：「復健是他們的領域，醫生不應該插手。而且，你這個當醫生的，未免也太常跑去復健室了吧。」

然而，他們所做的復健，終究只是一些無法增強肌力的東西而已。**患者明明在接受復健，卻比過普通生活時還要容易衰退**。這就是不了解健身的人所做的復健指導。

20年前如此，現在也是一如既往。

由於無法放心交給物理治療師處理，所以最後只好自己開業來幫助患者。

於是，我便開始以我相信的健身法來指導患者。結果效果比想中還要好。患者們的症狀都慢慢地好轉了。

殘念度

物理治療師不想指導患者健身

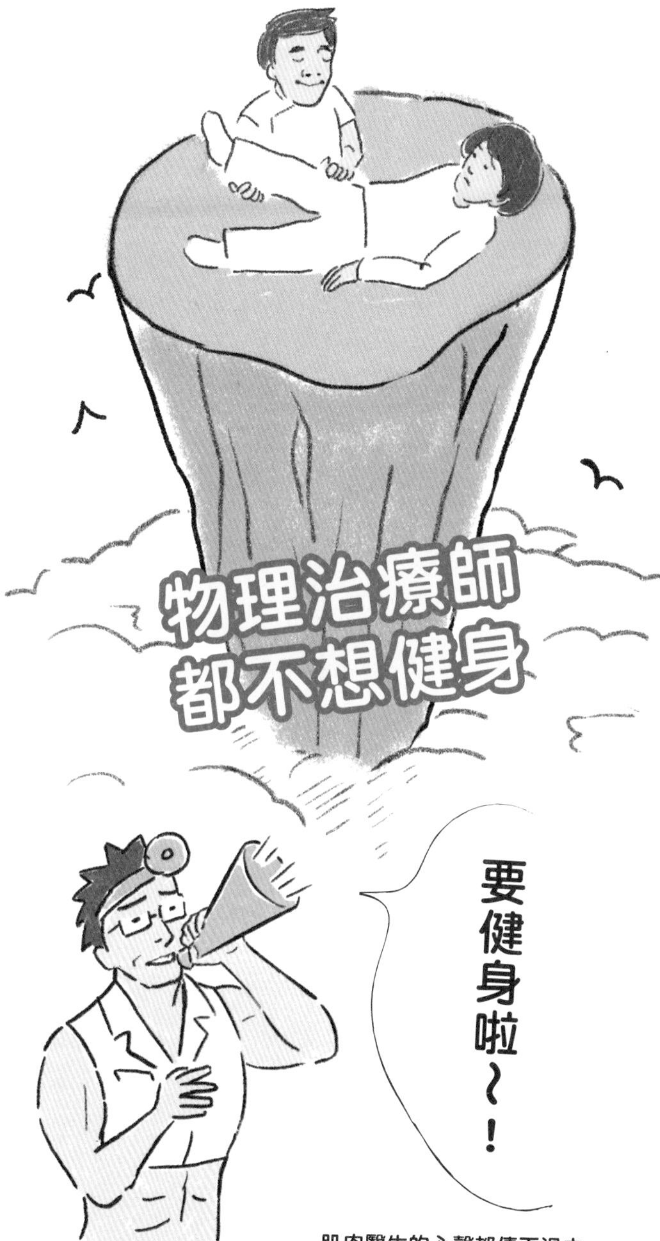

肌肉醫生的心聲都傳不過去……。

按摩後，身體就會變得更靈活

那只是讓人這麼覺得而已，實際上，體能並沒有上升

我從很久以前就在說，徒手治療與按摩，都屬於「安慰」。

我認為，這些療法是「把按摩帶來的舒服感當成了主要目的」的養身法。

被按摩時，也許會覺得很舒服、很療癒。但我不認為，光靠外力按壓或搓揉，就可以治好那些由種種因素所造成的症狀或疼痛。

我還曾對以為舒服就能治好病的人說：「一個因為營養不良而生病的人，會因為吃到好吃的東西，病就好了嗎？」

因此，我才會想把「安慰」這兩個字套在按摩上。

徒手治療與按摩都是被動運動。換言之就是由施術者觸碰身體，讓身體活動。

施術者會藉由推壓或按摩病患的身體，來達到刺激的效果，但這樣做並不算是健身。

有時候被按摩之後，就會覺得身體變得更靈活了。其實，那只是稍微改變了身體的使用方式而已。

簡單來說就是技術性問題。**這跟提升體能一點關係也沒有。**

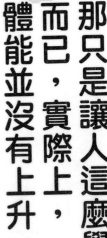

殘念度

不可能靠按摩來提升體力

按摩不具有提升體力的效果

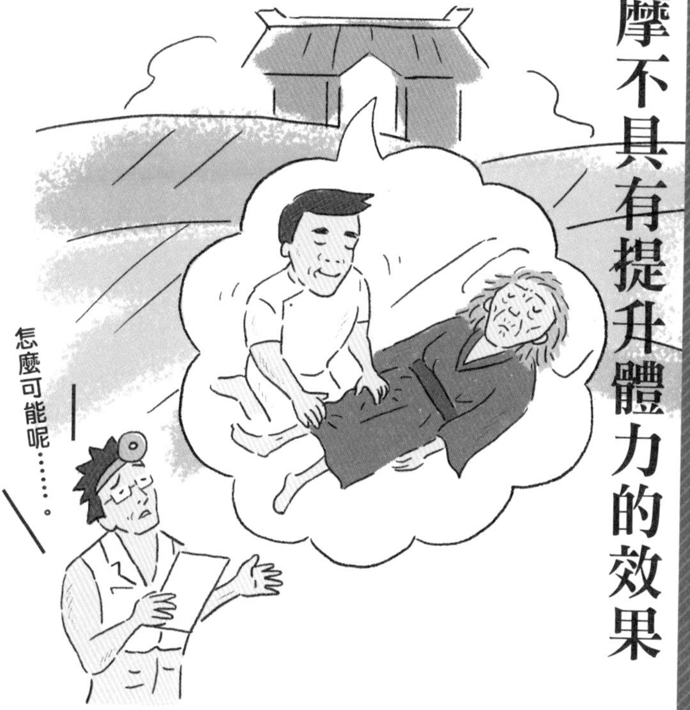

有人能解讀鳥語、操縱數萬隻鳥。
有人能聽見幾百里外的聲音。
有人有不死之身，只要人頭還在，受再多的傷也不會死。
習得各式超絕忍術的高手們都在這裡。
據說，在這群令人畏懼的強者之中，
最強的就是每天接受「按摩」的年邁家主大人！
他原本就所向無敵，而數十年來，
他又靠著秘術——「天天接受按摩」來增進自己的體能。
而他似乎也因此變成了連天魔都避之唯恐不及的存在……。
雖然他的外表完全是個孱弱的老人……。
至今，宅第裡的年輕子弟們
依舊會戰戰兢兢地談論這個傳聞……。

好好吃飯、攝取營養與蛋白質，就更容易長肌肉

↕

攝取蛋白質也不保證會長肌肉

有些人一看到肌肉發達的人，就一定會問：「你有在喝高蛋白嗎？」

蛋白粉是指蛋白質，也就是能量的來源。

人們之所以開始喝高蛋白飲品，都是因為有個**很簡單的想法**——透過訓練破壞肌肉之後，便需要很多修復肌肉的原料（蛋白質），來促進超恢復，所以多一點蛋白質比較好。

蛋白質是營養素，不是藥物。它是身體的原料。蛋白質經攝取後，必須先分解成胺基酸，才能被人體吸收、使用。

很多食物都含有蛋白質，例如：肉類、魚類、豆類、穀物類等。所以，即使不從粉末中攝取蛋白質也沒關係。只要好好地吃飯，基本上都能攝取到蛋白質。至於攝取過剩，是否就會促進肌肉生長呢？關於這一點，目前還沒有明確的結論。

而高蛋白粉又如何呢？對身體好的加工食品是不存在的，因此也難保未來不會出現高蛋白粉危害健康的爭議。**透過餐飲來攝取蛋白質就行了**，所以**根本沒必要拼命補充蛋白質**。

狂喝高蛋白飲品也沒什麼好處

殘念度

每天喝
高蛋白飲品……

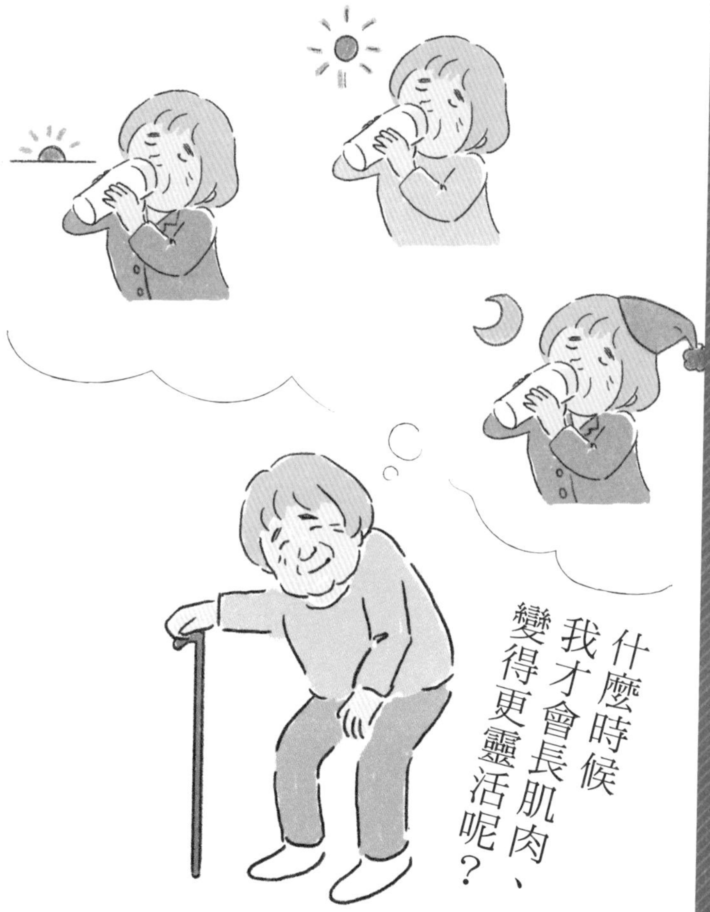

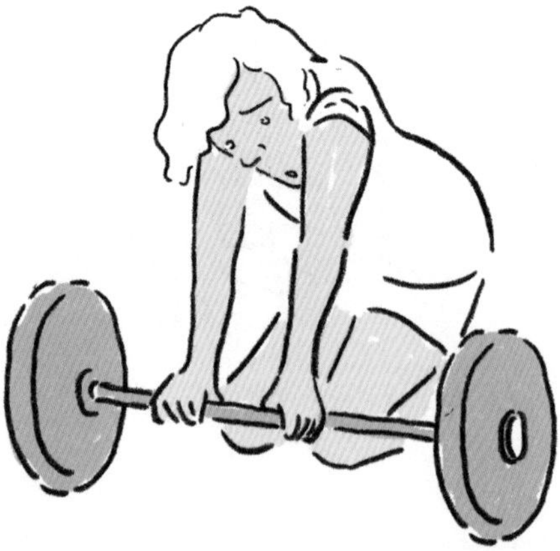

第2章

肌肉醫生流・健身術的原理

在本章中，我會介紹
我透過反覆試驗而得出的健身基本原則。
希望大家能藉此了解
何謂「不殘念的」健身法。

成為肌肉醫生前的我①——事與願違

我從國、高中時代開始，就對鍛鍊身體很感興趣。一上高中，我就用自己存的零用錢，買了一套槓鈴・啞鈴組合，開始在家鍛鍊肌肉。

當時還沒有網路，資訊也相當有限。我以四處翻書、翻雜誌的方式，開啟了自我流的健身生活。畢竟當時的我只是個高中生，根本沒錢定期上健身房。

「進醫學院的話，也許就能學到一些對健身有幫助的知識了。」

這份期待也是讓我進醫學院的動機之一。

但很可惜的是，我抱著期待進醫學院後，並沒有在那裡學到多少健身方面的有用知識。

運動可區分成兩種類型。

運動的2種類型

❶ **主動運動**　靠自己的力量使肌肉活動。

❷ **被動運動**　靠外在的力量使肌肉活動。

其實，**我在醫學院裡學到的，就只有「和被動運動比起來，主動運動較能促進肌肉生長」**這個知識而已。

害我很想說：「這我也知道！」（苦笑）

令肌肉增強的，究竟是什麼樣的主動運動呢？這才是我最關心的部分，但我完全學不到任何的相關知識。最後沒辦法，只好自己去調查、實踐，同時開始思考，怎麼做才是最有效率的健身方式。

我並不是想當什麼渾身肌肉的健美先生。我只是單純地想讓身體變得更強壯而已。

只不過，我最討厭做無謂的努力了。因此，我絕不能忍受「明明都努力做訓練了，身體卻絲毫沒有變壯」這種事。

於是，為了防止這種愚蠢的事發生，我便開始認真研究、實驗，探討怎麼做才是最有效的鍛鍊方式。

等到我念完醫學院時，我的那套健身理論也完成了。不過，其實也不是什麼厲害到可以稱做「理論」的東西啦。

我的理論是根據「KISS原則」而得來。

成為肌肉醫生前的我②——令人遺憾的現狀

KISS原則就是：

Keep It Simple,Stupid!（意指：不要把事情想得太複雜！）

這句話也算是我的座右銘。

我遵循著這個概念來探究健身的箇中道理，最後終於發現了非常簡單、明確的原理。

於是，我取用了Keep It Simple,Stupid!的首字母，將自己的健身法稱作「KISS訓練」。

我從第1章開始就講過很多次，我提倡的原理很簡單：

用高強度運動習慣引起肌肉適應。

我認為這樣即可，並且開始實踐它。

後來，我成為骨外科醫師，開始從事治療患者的工作。我這才發現，復健的實態太令我驚愕了。

因為，**患者們即便一直在接受復健，卻還是不斷地衰退。**衰退的理由很明顯。因為完全沒有人在做「如何幫助患者強化肌肉」的研究。

還有，把復健的終點設在「能夠行走」也有問題。有些患者雖然在住院時，就已經能夠自行走一點路，卻還是不想出院。我常向這樣的患者解釋：「與其繼續住院復健，還不如回家活動活動，這樣才比較有復健效果。」換句話說，「做復健」的活動量，其實比「在家過日常生活」還要低。

做復健，頂多比躺在床上靜養（臥床）好一點而已。這種程度的運動療法或許能預防攣縮（關節僵化狀態），但不管做再久，患者的體能還是會隨著時間流逝而走下坡。

做復健卻還是持續衰退——這種現象也可說是「老化或運動不足所引發的退化」吧。想改善，就只能對肌肉施加適當的高強度刺激。

但其實，物理治療師和負責下指示的骨外科醫師，都不太清楚「強化肌肉」這件事。說白一點，他們恐怕是從來都沒認真思考過「怎麼做才能強化肌肉」這件事。

正因為有這樣的背景，所以才會有「做復健卻沒有變強壯」的情況。

很遺憾的是，這種情形從20年前開始到現在就不曾改變過。

現在，我偶爾也會在其他醫院門診治療病患。每當我看到腰腿逐漸退化的高齡患者，就會請那邊的物理治療師協助患者健身。但是，他們沒做過這種事，所以也辦不到。

我一問理由，物理治療師理就會回「患者沒有要求，所以沒做」之類的。「難道不是你引導患者，讓他們不提出那些要求的嗎？」而且，我反倒想問：「假如被要求的話，你就辦得到嗎？」

就這樣，在那些腰腿無力的患者之中，又有一人因為失去了改善的機會，而繼續衰退下去了。

我為了改變這樣的現狀，便決定在2014年11月，自己開設一間附有健身房的診所。

成為肌肉醫生前的我③——意外的成果

我幫不了那些交給別人、交給物理治療師治療就能康復的患者。

因此，我決定在自己的診所內，用「肌肉醫生流．健身術」來指導患者

結果，超乎預期的成果開始一一顯現。

連原本是腰腿虛弱、走路很吃力的老爺爺、老奶奶，都變得能夠正常地走路。有些人甚至還能頂著超過100kg的重量做深蹲。而且，並非只有1、2人這樣而已，幾乎所有認真健身的人，都產生了這樣的變化。

當然，更年輕一點的中高齡人士只要開始健身，就能順利地提升數值。

來治療運動傷害的年輕人也能治好患部、逐漸康復。

現在仍有銀髮族在我的診所內，以相當大的重量在鍛鍊肌肉。時常有人一看到這種景象，就問我：

「他們是不是還有做什麼其他的訓練？」

畢竟還是有人無法相信，骨外科醫師在工作之餘，開了一間診所兼健身房（提問者或許是這麼認為），竟能達到如此確實的健身效果。

而且還說，每週大約只做1次訓練。因為有點難以置信，所以才覺得，那些老人家一定也有去其他健身房做訓練。

有些剛來診所健身的人也會問我：**「沒有來診所的日子，該做什麼才好呢？」**很多人都以為，**想提升健身效果，除了做激烈的重訓之外，還要提高訓練頻率，高到跟「住進健身房」**差不多。這種令人遺憾的想法已經廣為流傳，且深植人心。

但是，用這種令人遺憾的方式健身，不但沒什麼效果，還很容易受傷。

我都建議患者們這麼做：

每週健身1次。1個部位搭配1項訓練，最多做30秒左右。

藉由高強度重訓，促使肌肉適應並增強——這是就是最適當的運動習慣。其餘的日子則不必做重訓。

只要這樣做，就能確實提升重訓效果。

那麼，我是如何導出此結論的呢？接下來就來談談這件事吧。

3個月前的我和現在的我，其實並不是同一個人

先從人體的運作方式開始談吧。

各位應該聽過「體內平衡（homeostatic）」這個字吧？

體內平衡又稱恆定性。它的意思是，即使體外環境產生變化，我們的身體也能維持一定的體內環境。好比環境變熱時，身體就會藉由排汗來降低體溫。

環境變冷時，身體就會藉由發抖來提升體溫。這樣的身體運作機制，就叫做恆定性。

我們的身體確實會順著恆定性運作。但是，我不太能接受「可以以此來解釋所有的生命活動」的說法。一般的說法是：生物會透過體內平衡來維持生理機能，而壓力卻會破壞這個平衡，使人體老化。可是這樣一來，就無法解釋「壓力令肌肉變得更強壯（適應）」的現象了。

我無法完全接受體內平衡論點。有個理論恰好合乎我的想法，那就是美國生化學家——魯道夫・舍恩海默所提出的**「動態平衡（Dynamic Equilibrium）」理論**。

舍恩海默進行了一項著名的有趣實驗。

他讓老鼠吃下含有示蹤劑（可以追蹤的同位素）的飼料，並追蹤飼料（尤其是那當中的胺基酸）在老鼠體內的移動方式。他在實驗前推測，那些被老鼠當作飼料吃掉的胺基酸，會被當成身體的能量源來消費，然後變成代謝後的廢物，最後全數隨著糞尿排出體外。因為，這就是當時的常識。

然而，實驗結果卻不是他想的那樣。

被排出體外的胺基酸，只有總量的30％左右。其餘約60％則分散到各部位，重組成構成老鼠身體所需的另一種胺基酸。

老鼠吃下肚的飼料，會先被分解成構成胺基酸的分子——氮、氫、碳，再被重組成構成體內各細胞組織所需的胺基酸，為細胞做「分子等級」的替換、更新。

這個實驗顯示，就連那些看似沒有變化的內臟、骨骼組織，也都會不停地替換、更新細胞內的分子。

所以說，現在的我，已經不是3個月前的那個我了。因為人體一直在進行「分子程度」的更新。

不斷地變化，反覆地合成、分解、更新——「生命」就是這麼一回事。若環境帶來了刺激或壓力，身體就會產生反應，試著去適應那些變化。

這會不會才是生命的真面目呢？

比起體內平衡理論，我更加支持生命動態平衡理論。

不斷改變我們的，正是這個動態平衡概念中的「適應」。

我們隨時都在變化。這也算是「諸行無常」吧。

人類在不斷改變時，體內也是有用來維持恆定的動態平衡狀態。一面保持一定程度的平衡狀態，一面配合年齡增長產生變化與適應。

所謂的肌肉強化，就是對外在環境帶來的刺激產生適應反應。而健身就是在利用人體對環境產生的適應反應。

那麼，讓我們一起來重新檢視運動與適應的關係吧。

靜養是高風險狀態

我將主動運動分成3個種類——**①日常生活動作、②有氧運動、③無氧運動**。

現在，讓我再加入2個要素吧。

它們分別是**「靜養」**與**「被動運動」**。

靜養是指「靜靜地躺著，讓身體休息」。然而，現在已有科學證據指出，**保持靜止不動，將會**

導致肌肉機能衰退。

比方說，閃到腰，或是腰部劇烈疼痛時，醫生可能就會建議患者躺著靜養，一直躺到疼痛舒緩為止。（近來研究發現「再痛也要適度地動一動，這樣比較好」。但還是有醫生會指示病患靜養。）

劇痛逐漸緩解，也可說是體內平衡的作用。它可以讓身體恢復成原本的狀態。

但是，當疼痛緩解到一定的程度之後，就不太適合繼續靜養了。這是非常有害健康的行為。疼痛緩解後，還是要快點動動身體比較好。不過，我還是得再說一次：如今，這已經是骨外科的治療常識了，但實際上，有些醫生還是會指示病人靜養。

若以動態平衡的角度來看，靜養等於是在叫身體去適應「不必使用肌肉」的狀態，加速「廢用性萎縮」。

原本，身體必須承受一些環境壓力，好比必須對抗重力，才能站起、坐下、支撐身體等，而靜養就是讓身體處在壓力較小的狀態下。

肌肉中隨時都在進行蛋白質的合成與分解（代謝），以保持動態平衡。一旦停止運動（或是一直躺著，連對抗重力站起來的機會都沒有），就會嚴重破壞這個平衡。因為，分解的速度比合成還快。（解釋看不見的東西＝不KISS＝不簡單，所以我不喜歡做這件事。）

最後，肌肉量與肌力就會大幅衰退。

年過20之後，即便天天做日常生活程度的運動，肌力還是會每年衰退1%。

若不想辦法的話，肌肉就會隨著年紀增加而自然衰退。

靜靜地躺在床上，一整天都沒有活動身體。這樣的狀態就叫做**「躺在床上靜養」**。以運動強度來說，躺在床上靜養就是強度0。或者應該說，是「負很多」才對。

躺在床上靜養會引發更為顯著的肌肉量、肌力衰退。

一整天都躺在床上的話，光是一天就會失去0.5%的肌力，以及1%的心肺耐力。

接下來是**被動運動**。這是一種**「藉由他人的力量，使身體動起來」**的運動。例如物理治療師協助病患復健，或是利用各種按摩手法或器材讓身體動起來的運動，都是屬於被動運動。

以運動強度來說，被動運動就跟靜養沒兩樣。換言之，這是強度極低的運動。

與之相對的則是「主動運動」。主動運動又分成3種類型：①日常生活動作，②有氧運動，③無氧運動。

總整理如下：

靜養：躺著休息的狀態，如躺在床上靜養等。

被動運動：藉由他人的力量讓肌肉活動，如復健、按摩、拉伸等。

日常生活動作：日常生活中活動身體的程度。好比做家事、辦公、散步等。

有氧運動：做久了會喘，然後就無法繼續做下去。如慢跑等競技運動。

無氧運動：讓人在開始喘之前，就先達到肌肉的極限，無法持續下去。如短跑、舉重等。

我們的日常生活、工作上的行動，都屬於日常生活動作。競技運動幾乎都屬於有氧運動。有氧運動做久了，就會喘到無法繼續做下去。換句話說，有氧運動會增加心肺機能的負擔。

以結果來說，**它會引發「能做得更久」的適應反應。**

至於散步、走路則是走再久也不會喘，因此算是日常生活動作的延伸。這就跟做家事一樣，很有可能連提升心肺功能的效果都沒有。

「平常有在運動嗎？」當我這麼問老人家時，常常就會得到「我有在散步」的答案。因為，很多老人家都認為「運動＝散步」。

令人遺憾的是，「步行」連強化心肺機能的效果都不明顯了，因此更別說是強化肌肉、預防肌肉衰退了。

那麼，究竟是什麼在強化肌肉？

答案是**無氧運動。它是唯一一種有助於強化肌肉的運動。**

無氧運動讓人在開始喘之前，就已經先達到肌肉的極限。換句話說，它就是會對肌肉施加這麼多負荷。於是就會引發「肌肉強化」的適應反應。

那麼，該怎麼做無氧運動呢？

何謂「高強度」

我說過，欲提升健身效果，就得養成高強度運動習慣。而這個高強度的「強度」，其實是個很難解釋的詞。

說起來，這也算是文學性的表現，而且每個人對它都有不一樣的解釋。

我個人是以功率（Power）作為強度的參考基準。

什麼是功率呢？

功率＝力量×速度

功率的求法就是，用你所移動重量，乘以你所使用的肌肉的收縮速度。

以仰臥推舉100kg推10次來說，「連推10次」和「每隔1小時推一次100kg，共花費10小時」所得的功率，就會完全不一樣。很明顯的，前者才是強度相當高的運動。

因此，並不是說重量夠重就行了。

1RM是指勉勉強強才能舉起一次的重量。這種重量就太重了，無法加速。因此只能慢慢地推。

所以說，假如是以1RM的90%的重量來做訓練，那麼，推5次的時間，搞不好只需花費推1次1RM的時間。換句話說，未達1RM的重量，反而才能增加訓練強度，讓人輸出更大的功率。不管是「重量加倍」還是「速度加倍」，最終得到的功率都是一樣的。

總之，與其用1RM，還不如稍微減一點重量，然後盡快多推幾次。不過，放下時，記得要一面維持肌肉收縮支撐重量，一面慢慢放鬆，不要讓肌肉呈現「休息」狀態。

這樣才是強度最高的運動。

或許還是有人不太明白「功率」代表什麼。

簡單來說，只要把它想成**「會讓自己在短時間內，使出自己所有的能量」的運動**就行了。

高強度的運動是無法長時間持續的。

我的結論是：**為了強化肌肉而調整運動強度時，不妨以「能夠勉強推舉10次左右的負**

荷」作為基準，接著再盡速做完。這樣就是最有效率的運動了。

時間則是**頂多30秒**左右。

假如有辦法做得更久，就代表那是中、低強度的運動。

順帶一提，健身時可能會常常聽到一種單位，叫做**「容量」**。這是指**該訓練所需的「能量（卡路里）」**。

有氧運動就是最具代表性的「消耗大量卡路里的運動」。

有氧運動是中強度運動。它會增加心肺機能的負荷，同時消耗大量能量。因此，有氧運動是容量最高的運動。

大家都愛逼自己再加把勁

做高強度運動時，隨著時間而產生的功，以及消費能量都會增加。功率越高，就會消耗越多能量，因此跟中強度運動比起來，做高強度運動時的肌肉功率，較容易隨著時間經過而一口氣下滑許多。

受過訓練的人在跑１００m時，也只能全力跑個10秒左右，接下來就無法繼續輸出最大功率了。而且，據說就連最後的10m也無法維持在最高跑速。

之後若繼續做下去，運動強度就會隨之降低。

考量到這一點，我便無法贊成「力竭訓練」了。

然而，健身愛好者們最愛逼自己練久一點了。

據說連那阿諾．史瓦辛格也都是練一整天。

據說他被問到「在10次（10回）的訓練當中，最重要的是第幾次？」時，還回答「是第12次」呢（笑）。

總之，大家就是這麼愛「多練一下」。

就連繼阿諾．史瓦辛格之後成為世界健美冠軍，以高強度訓練著稱的健美先生——多利安．耶茨也曾對果斷停止訓練的人這麼說：

什麼？這樣就停了？

假如現在有個陌生男子破門而入，拿槍抵著你的太陽穴，叫你多做2次的話，你會怎樣？會拼命地做吧？

再加把勁就是這麼一回事。

很帥吧（苦笑）。

但是，成功者在做的事，也未必是完全正確的。好比阿諾．史瓦辛格和多利安．耶茨就是如此。練得越久，越難發揮最大功率。原本是高強度的運動，到最後也會變成中、低強度運動。原本是無氧運動，到最後也會依序變成有氧運動、日常生活動作的強度。

換句話說，即便一開始做的是強化肌肉的運動，但練個不停的話，它就會在不知不覺間，變成了鍛鍊心肺機能的運動（或是逐漸變成沒有強度的運動）。

再怎麼努力練久一點，終究也只會變成非常可惜的健身方式。這樣不就無法達成原本的目標（強化肌肉）了？

練到力竭的話，可能會因為過度使用而受傷

假如不降低強度，勉強用高強度持續鍛鍊一整天的話，會怎樣呢？

會變成過度使用（overuse），使肌肉受傷喔。

受傷的話，就絕對無法變強。但是，還是有不少人想要拚命練出大肌肉，天天折磨自己的身體。

高強度運動本來就只能做一下下，根本無法天天做。做完之後也得休息。

人們常提起「超恢復」，對吧？藉由訓練來破壞肌肉後，讓受損的肌肉休息、恢復，這樣就能帶來肌力增強、肌肉增大的效果。這種現象就叫超恢復。

一般認為，訓練後進行48～72小時（2～3天）的休息，是最具「超恢復」效果的做法。不過，我自己倒是不怎麼在意「超恢復」這個說法，因為我終究還是會用適應理論做思考。

有些人拚命練個不停，就是為了要破壞肌肉，以引發超恢復反應。

但是，**「為了破壞肌肉而逼自己再加把勁，用盡所有力氣多做幾次，直到動也動不了為止（做到肌肉疲乏為止）」的行為，在引發強化肌肉的適應反應時，反而對肌肉有害。**

通常是，在短時間內，持續以最大功率使用肌肉，形成刺激，進而引發增強肌肉的適應反應。

但鍛鍊時間拉長的話，功率就會降低，導致該訓練變成低強度運動。結果，不但沒引發強化肌肉的適應反應，還白白造成肌肉疲勞。

然後，在引發強化肌力的適應反應之前，過度訓練（一整天都在做高強度訓練，或是天天做高強度訓練）就已經先造成身體疲乏、搞壞身體了。

我曾看過長年健身的健美選手的X光片。

「通常不會變形得這麼厲害啊。」他的關節已嚴重變形，殘破不堪，令我大吃一驚。

把健身視為競技的健美選手，發現對手比自己更努力時，難免會產生「我必須再加把勁」的心情吧。

「沒辦法天天練，那麼至少也要提高頻率……」人們很容易產生這樣的想法，但，除非是擁有特別強悍的基因，否則還是別這麼做比較好。

有受傷風險的，可不只健美選手而已。也很多來我診所求診的年輕人，是因為運動而造成了運動傷害。很明顯的，他們就是因為強度、容量、頻率都很高，造成過度使用才受傷的。

有些熱愛運動健身的大人，還會為了提升效果而仰賴保健食品，甚至是使用藥物。連藥都碰的話，就更加有害健康了。畢竟是體育禁藥嘛。好比同化類固醇等藥物，會造成短期性的性功能異常，以及長期性的血液循環不良。

此外還有「同化（在肌肉內部合成蛋白質）作用被強化後，可能會提高罹癌風險」的疑慮。這是因為，服用那些藥物就會促使蛋白質異常合成。

以動態平衡的角度來說，與「體內的蛋白質合成、分解」有關的事，還是交給身體自己去維持平衡比較好。我認為，**若為了練肌肉，而利用飲食、保健食品或藥物來過度控制身體的話，就會破壞體內的平衡。這樣只會得到令人遺憾的結果而已。**

無論今昔，都有不少年紀輕輕就驟逝的健美選手，因此讓我覺得，健身生活還真是不健康啊。

不要練到力竭，反而更有效

在此，我想將更健康，而且更有效的訓練方式推薦給各位。

那就是肌肉醫生流的健身術。

我可沒說「這不辛苦」。說到底，**要是不辛苦的話，就不會激發強化肌肉的適應反應了。**

不過，如果只是每週練1回、每種頂多練30秒的話，即便很辛苦也能持續下去。

做到覺得不行了，就停下來。多做無益，而且也沒必要天天做訓練。

如此一來，鍛鍊效果就會明顯上升。

支持「多練一點」的阿諾．史瓦辛格也說過很多名言佳句。

例如：

不能只懂得拚命做訓練。

你需要的是明智地做訓練。

下一章，我們就來聊聊如何明智地健身吧。

第3章

一起來試試 肌肉醫生流・健身術吧！

在第3章中，
我會為各位介紹肌肉醫生流的健身術與訓練方式。
共有6種基本訓練。
另外還會公開「避免淪為殘念健身法」的祕訣！

這就是「不殘念」的健身方式！

在本章中，我會針對肌肉醫生流的「不殘念健身法」進行講解。

簡單來說，肌肉醫生流就是：

- 雖不否定暖身，但也沒必要。
- 輕重量的運動練不出肌肉。
- 做高強度（高功率）運動，然後盡量一氣呵成，做到無法繼續即可。
- 例行訓練（routine）要固定，不要換來換去。
- 做完之後不必再逼自己多做幾次。

現今常見的健身論述則是：

- 必須好好地暖身。
- 有些健身法能以輕重量達到增肌效果。
- 各項訓練都用1RM的80％左右，做個10次左右。各做3組，做到力竭。
- 對同一部位進行多種訓練，由各種角度給予不同的刺激。
- 最好練到動彈不得為止。

- 不必對同一個部位進行多種訓練。
- 選擇「可以用正確姿勢執行高重量訓練」的健身項目。
- 「能天天做的運動」是練不出肌肉的，因此才說，每週練1遍就夠了。
- 沒健身的時候也不必靜養。

- 時常換器材、換訓練項目，以免麻痺。
- 不在乎姿勢，只追求高重量。
- 每週1次也行，但是每週不練個2～3遍，就沒有顯著效果。
- 為了進行超恢復，沒健身的日子就應該靜靜地休養。

下方藍色的字，就是一般常見的「殘念健身法」通論。

我所推薦的6種健身運動

以下是我想推薦給大家的6種全身性最低限度訓練。

① 用腳踢、推（深蹲、腿部推舉等）

② **抬腿、拉腿**（可以控制負荷重量的腹部訓練等）

③ **用手往前推**（仰臥推舉、坐姿推胸，或是可控制負重的伏地挺身等）

④ **用手往後拉**（俯身划船等各式划船訓練）

⑤ **用手往上推**（肩部推舉、各式類似的器材、可控制負重的倒立肩推等）

⑥ **用手往下拉**（可控制負重的引體上升、滑輪下拉等）

順帶一提，我的診所內也是使用6種器材，讓病患與想要健身的人，做前述的那幾項訓練。來我的診所健身的人，都把①～②稱作「腿的項目（運動）」，把③～⑥稱作「手臂的項目（運動）」。

有趣的是，有些長年健身的人來到診所，看到這6種器材後，感想竟然是「沒有手臂的項目」。

健身可概分為兩大類，即「單關節運動」與「多關節運動」。

（運動的2種類型）

單關節運動：僅使用單一肌肉與關節來活動的訓練項目。

多關節運動：同時使用多種肌肉與關節來活動的運動項目。

這次推薦給各位的6種訓練項目，全都屬於多關節運動。

不少長年接觸健身的人，都會把單關節運動獨立出來，一一強化每個部位的單關節。我的診所裡沒有這種深受健身愛好者喜愛的單關節訓練器材。

但是，我覺得這樣就行了。

因為考慮到全身的話，多關節運動比單關節運動更有機會成為高功率的運動。

只挑單關節運動出來做的話，就會把注意力集中在目標肌肉上。這樣或許就能讓那個關節，做到一定程度的高強度訓練。

但是，**做多關節、全身性的高強度運動時，各部位的肌肉也會使出很大的力氣。**

換言之，**只要用多關節運動鍛鍊全身，就能順便好好地鍛鍊各部位。**

這也就是說，沒那麼狂熱、不做單關節運動也沒關係。

而實際上，在我診所內做「手臂項目」的人，都練出一對強健的手臂了。

只要做全身性、高功率的多關節運動，當然就能鍛鍊到全身上下所有的主要肌肉。

所以我才會只推薦6種訓練方式。

健身時最該注意哪些重點？

請各位先掌握下列2個重點吧。

訓練上的重點

① 別太在意小細節。

② 專心發揮最大功率就好。

因為不難懂，所以我就拿深蹲當作例子吧。

當你打算開始嘗試深蹲時，一些對深蹲比較熟悉的人，可能就會告訴你一堆規則，例如，**「膝蓋不能超出腳尖」、「背要挺直」、「蹲下時，從鼻子吸氣；起身時，從嘴巴吐氣」等等。**

相信也有一些人在利用器材做訓練時，也會想要知道正確的做法吧。

但我認為，根本**不必理會那些雞毛蒜皮的小事！**

在那些類似健身教戰手冊的書籍上，也都寫著一堆規則。

要說寫在教戰手冊上的那種東西的話，我也可以推薦「嚴謹式」。

嚴謹式是指，完全不使用反作用力來做訓練（與之相反的則是欺騙式＝利用反作用力做訓練）。這次推薦的所有訓練，都是以「不使用反作用力做訓練」作為原則。

此外，教戰書上也會寫一些注意事項。

該怎麼握握把、順序是怎樣、可以反手做嗎、握著橫桿時，雙手的握距要多寬……等。有些甚至寫著腳的擺放位置、手肘的位置等，根本沒完沒了。

不過，各位大可不必在意那些細節。總之，只要不是奇奇怪怪的做法就ＯＫ了！

也有人一直很在意呼吸方式，但我會說：**「別讓呼吸停下來就行了」**。

此外，常有人說：「訓練時，最好將意識集中在主要使用的肌肉上。」然而，依我的經驗來說，在還沒練出一定程度的肌肉量之前，根本無法體會肌肉的活動。

所以，**如果是正打算開始健身的人，或是剛開始接觸健身的人，就完全沒有必要去用心感受肌肉。**

那麼，最重要的到底是什麼呢？

將功率提升至極限。推舉時，用全力、全速去推。放下時則慢慢來

最重要的就是「讓肌肉發揮最大功率」。因此需要全神貫注，才有辦法發揮。

為了發揮最大功率，你必須注意幾件事：

健身的重點

① 推舉時，應使出全力，盡快完成動作。

② 收回時應慢慢來，但是不能完全不用力。

③努力做完，不要做到一半就休息。

④計算「該做幾次才好」前，應慎選參考基準的取得方式。

⑤1種訓練做1組，然後1週鍛鍊1次即可。

⑥注意各訓練項目的執行順序。

先來看看重點①和重點②。
肌肉收縮可分為3種模式。

3種肌肉收縮狀態

❶向心收縮：用力時，肌肉長度縮短。

❷ 離心收縮：用力時，肌肉被拉長。

❸ 等長收縮：肌肉用力時，肌肉的長度不變。

能夠發揮的力量，依序是❷＞❸＞❶。向心收縮能發揮的力量最小，但只要動作加速，就能提升功率。因此，能發揮出最大功率的運動，就是向心運動。

在各式訓練動作之中，不管哪一種運動，都是由向心收縮與離心收縮（不是放鬆）的組合來構成1組（有些器材就是「推／收回」或「拉／收回」）。

此時的重點在於，**做向心收縮時，應該要全力、快速地運動；做能夠發揮較大力量的離心收縮時，應盡量放慢速度，但是不可以放鬆。**

慢慢動，才能讓肌肉在進行離心收縮時，發揮出比「放鬆肌肉，快速收回」還要大的功率。

以深蹲來說，因為**蹲下去的時候是離心收縮，所以要慢慢蹲，且不可放鬆。站起來的時候是向心收縮，所以要盡快站起來。**

不過，也有人會因為太講究重量與次數而分了心，導致各方面的動作大幅縮小。雖然要注意「不要推／收到底」，但同時也別忘了「**盡量以大動作來全力地做動作**」這一點。

接著來說明重點③吧。開始運動後，就不要休息。

比方說，若在運動中讓關節鎖死不動，就會變成只剩骨頭、關節和韌帶在承受負荷，而肌肉則是進入完全休止狀態。因此才說，不要推到底。在推到底之前，就該做收回的動作了。

另外，收到底，讓重物完全降下來的話，這樣肌肉也會變成休止狀態，因此在完全收回之前，就該做下一次的動作了。

有些人雖然沒有放鬆肌肉，卻會在最輕鬆的時候停下來。這樣也不好。因為「持續動，不要暫停」也是一大重點。

以深蹲來說就是：**蹲下時不要蹲到底（不要讓蹲到令大腿肌肉完全放鬆的程度），在蹲到底之前就該起來了。**

站起來的時候也一樣。在把膝蓋打直、令關節鎖死之前，就該做下一次的蹲下動作了。

請各位試著將這種模式套用到所有的訓練上吧。

稍後，我還會針對各器材的使用範例做說明。

訓練頻率為每週1次，各部位各項目做1組就行了

應該要用多大的負荷來健身？該做幾次（回）？參考基準呢？

負荷（重量）過重——好比1RM那種重量——的話，就無法快速完成動作了。另一方面，假如動作很快，卻可以做20次，甚至30次的話，就代表這不是高強度運動。

較好的做法是，在**「自己能夠快速完成向心收縮動作」的前提下，選擇最重的負荷**。以結果來看，大概就是「勉勉強強能做完10次左右」的負荷。

另外，請各位從一開始就全力以赴，不要顧慮太多。全神貫注使出全力吧。

中途休息的話，就會變成「偷雞不著蝕把米」。前面做的那些運動，都不算健身。讓肌肉一鼓作氣做完最高強度的運動，才能使肌肉變得更強壯。

然後，1種做1組、1週做1次就行了。

做完超高強度運動之後，必須讓身體休息一段時間。因此應避免1週練2次以上。假如1週練3次以上也沒什麼問題的話，就代表，那幾次的訓練強度根本不夠。

理想的訓練順序是，從使用高重量的項目，做到低重量的項目。若不從高功率的運動開始做，那麼

重複的部分就會疲乏，以致無法發揮全力。

請於各項訓練之間做適度休息。在喘吁吁的狀態下做訓練的話，就會達到有氧運動的極限（氧氣供應不足的狀態），導致肌肉無法進行高功率運動。我的診所也是讓患者們做這6種訓練，但對於**坐姿推胸和肩部推舉、划船訓練和滑輪下拉**這幾項，我會建議他們**不要連著做**。前兩者都屬於「推」的訓練，而後兩者都屬於「拉」的訓練，因此連著做的話，就很難維持在高強度狀態。若真的很想連著做的話，那就等充分休息過後吧。

那麼，接下來就來看看各種健身器材吧。

挑戰一下這6種運動吧！

本章的最後，我會為各位講解我所推薦的6種運動。

另外，各位常去的健身房裡，也不見得會有這6種器材。遇到這種情況的話，還請各位善加利用其他方式來做訓練，例如利用自由重量（Free Weight）等。

1 腿部推舉

器材名稱　　　　：腿部推舉機

鍛鍊部位　　　　：有助於強化下半身所有的肌肉（股四頭肌、大腿後肌、臀大肌等），就跟深蹲差不多。

做法

①全力全速推，但不要推到腳都伸直的程度。

②慢慢收回。在收到底之前就繼續做下次的動作。

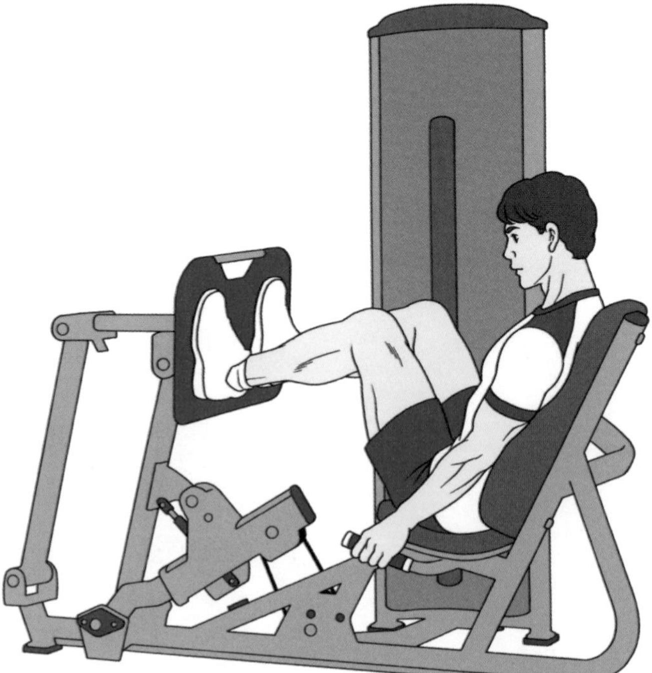

2腹部訓練

器材名稱　　：健腹機

鍛鍊部位　　：強化所謂的腹肌（腹直肌、髂腰肌等），讓腹部變得更結實，更容易練出六塊肌。

做法

①軀幹彎曲時，全力全速做，然後盡量彎一點。

②慢慢返回。在還沒放鬆前就繼續做下次的動作。

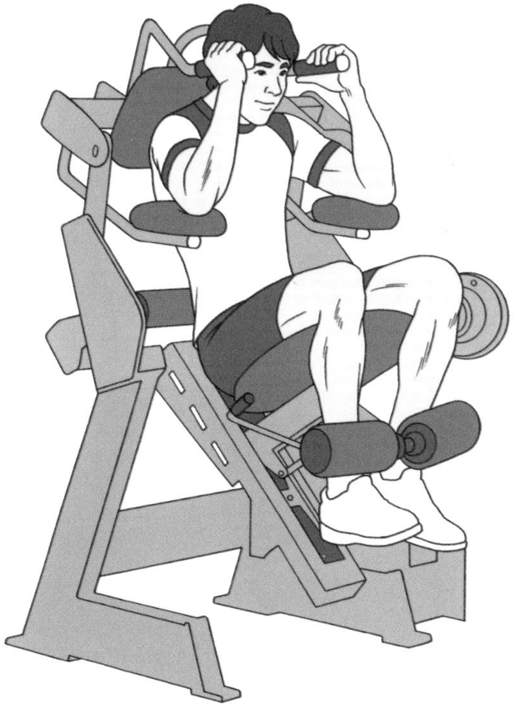

3 坐姿推胸

器材名稱　　　：坐姿推胸機

鍛鍊部位　　　：上半身的多種肌肉（胸大肌、三角肌、肱三頭肌等）。

做法

①全力全速推，但不要推到手臂都打直的程度。

②慢慢收回。盡量收，但不要收到底。

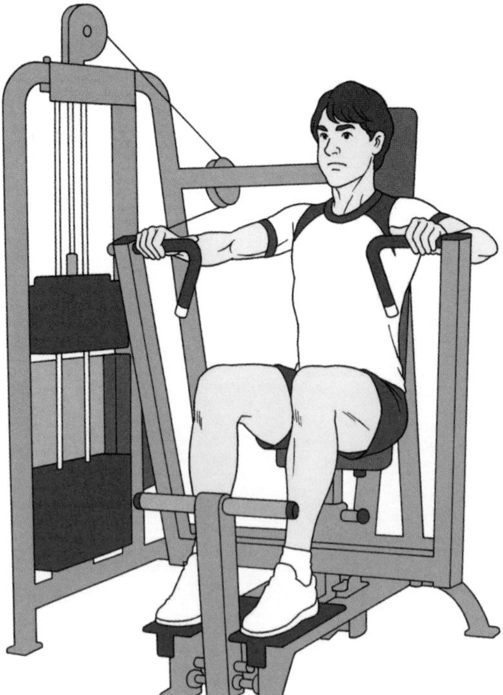

4 划船訓練

器材名稱　：划船機

鍛鍊部位　：背部肌肉（背闊肌、斜方肌等）

做法

①全力全速拉。除了手肘往後之收外，肩胛骨也要往內收。

②慢慢返回，但不要返回到肩膀和手肘都往前伸的程度。不要完全放鬆不用力。

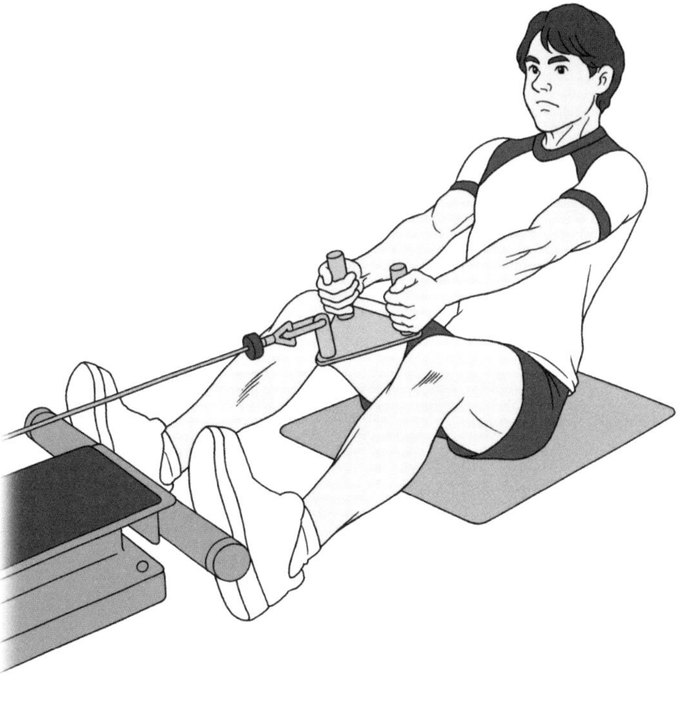

5肩部推舉

器材名稱　　　　：肩部推舉機

鍛鍊部位　　　　：肱三頭肌、三角肌等手臂／肩膀的肌肉

做法

①全力全速推舉，但不要推到手臂打直的程度。

②慢慢收回。收到接近極限即可繼續做下次的動作。

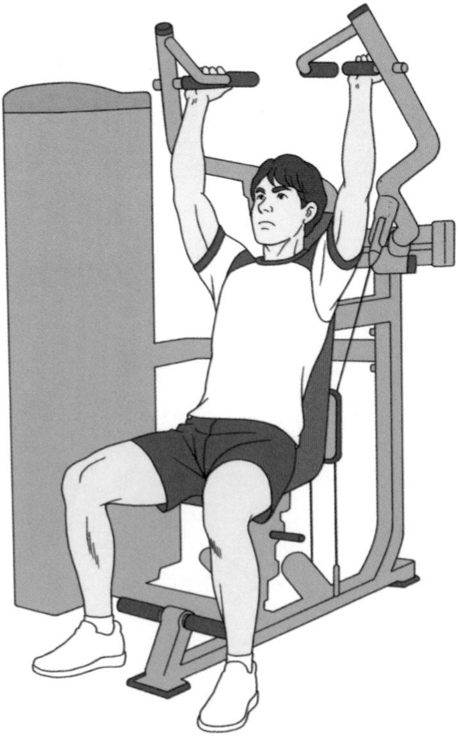

6 滑輪下拉

器材名稱　　　　：滑輪下拉機

鍛鍊部位　　　　：背部肌肉（背闊肌、斜方肌等）

做法

①全力全速下拉，拉到胸前為止。

②慢慢返回，但不必返回到手肘打直的程度，就可繼續做下次的動作。

＊不要將握把拉到脖子後面。這種做法叫做「滑輪頸後下拉」。一旦拉到頸後，往往就會像滑輪捲腹那樣，無法好好使用背部肌肉，最終變成健腹訓練，因此，我建議各位往胸前拉。

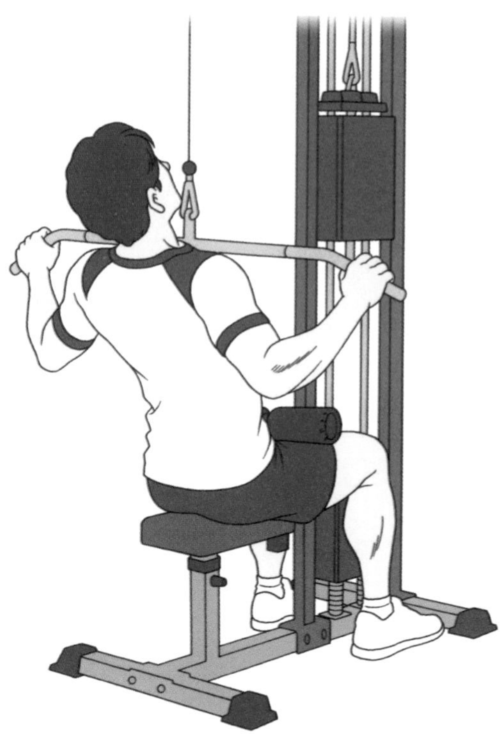

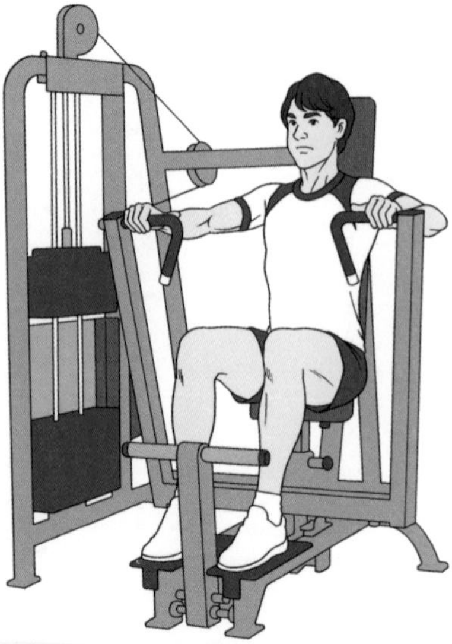

第4章

從數據看肌肉醫生流・健身術的效果

接下來將針對
肌肉醫生流・健身術的效果，
為各位介紹實測數據。
同時也會介紹一些健身帶來的效果與好處。

健身是對抗老化的唯一手段

我開辦健身講座後，便常常談到一件事。

那就是，

健身是對抗老化的唯一手段。

人類一過20歲，全身的器官組織功能就會逐漸衰退。心臟、肺臟、肝臟、胰臟、皮膚、神經……任何部位都無法避免。許多人認為，只有那種看得出變年輕的「美容法」（好比皮膚變年輕），才是唯一的抗老手段。然而，即便美容法能讓外表年輕一點，卻也無法阻止全身機能持續衰退。

各位還有其他任何的對抗老化、提升身體機能的方法嗎？應該沒有吧？

不過，目前已知，肌肉骨骼系統的老化問題，確實有辦法透過運動來改善。而且，當中最具提升運動機能效果的，就是健身。所以才說，健身是對抗老化的唯一手段。

據說，**人過了20歲之後，即便平時都有稍微運動，肌力還是會年年衰退1%。**

一般認為，股四頭肌是最容易受到老化影響的肌肉。人在20～30歲時，每公斤體重會對應25g的股四頭肌，然而在年齡增加與運動不足的影響下，就會慢慢地減少。

有一份數據（福永哲夫．神崎史《貯筋通帳》）顯示：

體重1kg對應股四頭肌10g乃是最低限度。一旦低於10g，便難以依靠自己的雙腳行走，甚至臥床不起。

那麼，到底該怎麼對抗它呢？

每當我說「請鍛鍊肌肉」的時候，老人家們就會回「我每天都有走路！」之類的。很多人以為**走路＝鍛鍊肌肉的運動**。

但是，這是錯誤的認知。

難道你有看過「體力衰退的中老年人，藉著每天走路，就讓腿部明顯變粗」嗎？

我在本書中也不斷強調，**我們只能靠高強度運動習慣，來激發強化肌肉的適應反應。**

「步行」主要是日常生活動作等級的強度，因此往往連有氧運動的程度都不到。簡單來說，步行並不算健身。無論每天走再多路，肌肉還是會一天天的衰退。

持續做復健，卻只見肌肉量、肌力慢慢衰退——這也是同一原因所致。

幸好，我們還有「健身」這個手段。

有意識的進行健身，不但能防止肌肉衰退，甚至還能提升肌力。

這是野生動物辦不到的事情。

野生動物沒辦法，也沒必要計算強度、容量、頻率，所以不會特意做高強度運動。因此，一旦到了某個時期（大多都是繁殖期結束後），就會開始慢慢衰退。

能夠養成高強度運動習慣的生物，就只有人類而已。

順帶一提，常有人說，**高齡者無法健身、健身對他們來說太危險了**，但是，這其實是因為不了解健身，所以才會產生這樣的想法。

不管是幾歲的人，只要能穩紮穩打地健身，就能確實、安全地提升肌力。而且，這樣做還能帶來各式各樣的附屬效果。

當然啦，健身對更年輕的青、中年族群來說，也具有非常大的效果。

接著就讓我們一面對照具體數據，一面了解肌肉醫生流的效果吧。

從數據看肌肉醫生流・健身術的效果

接下來為各位介紹的數據，都是取自在我診所內健身的人。他們分別是下至10幾歲，上至80幾歲的64名男女（男性29人，女性35人）。健身時所使用的機器，就是本書中介紹的那6種器材。

訓練頻率為：各項目／每週1組。

我是拿「一開始的平均值」與「3個月後的記錄」互相比較，並求出它的增加率。

順帶一提，這份數據的來源，並不包含中途退出的人。儘管每週只需訓練一次，但它終究是強度相當高的運動。畢竟不讓當事人感到辛苦的話，就沒辦法強化肌肉了。

雖然是很辛苦的運動，但還是要確實地做。因此，若提不起勁，就看不到效果了。只要好好地練，就算是每週只練一次也能漸漸看出效果。

就拿腿部推舉訓練來說吧。

P.127圖表所顯示的，是初期平均值（設為1）與3個月後數值的增加率。

腿部推舉是一種類似於深蹲的運動，能強化整個下半身。

這次是分成3組來統計，即10～29歲、30～49歲、50歲以上。

那麼，請看下一頁的圖表。

無論是哪一組，3個月後的數值都明顯成長。此外還能發現，50歲以上那一組的成長幅度更是驚人。

跟其它兩組相比，也能看出它的成長幅度相當明顯。

來我診所的人，幾乎都是平時沒有運動習慣的人。不少高齡者都是腰、腿衰退得特別明顯。由於這些人的初期數值本來就很低，所以開始健身後，肌力才會一口氣成長那麼多。這也使得圖表上顯示出，增加率有相當明顯的差距。

而我們也可以藉由這份數據推測出，健身是能夠對抗老化的運動。

一起來看看個別數據吧。

例如，P．128的A女士（50歲以上）的腿部推舉初始值為62．5kg，3個月後則來到了97．5kg（3個月的增加率為1．56倍）。她能夠負擔的重量，增加了35kg，也就是說，她可以推動將近100kg的重量了。

A女士的腹部訓練數值也從12．5kg增加到27．5kg，足足成長2倍以上。其他數值也以極高的比例在成長。

肌肉醫生流・腿部推舉的訓練效果

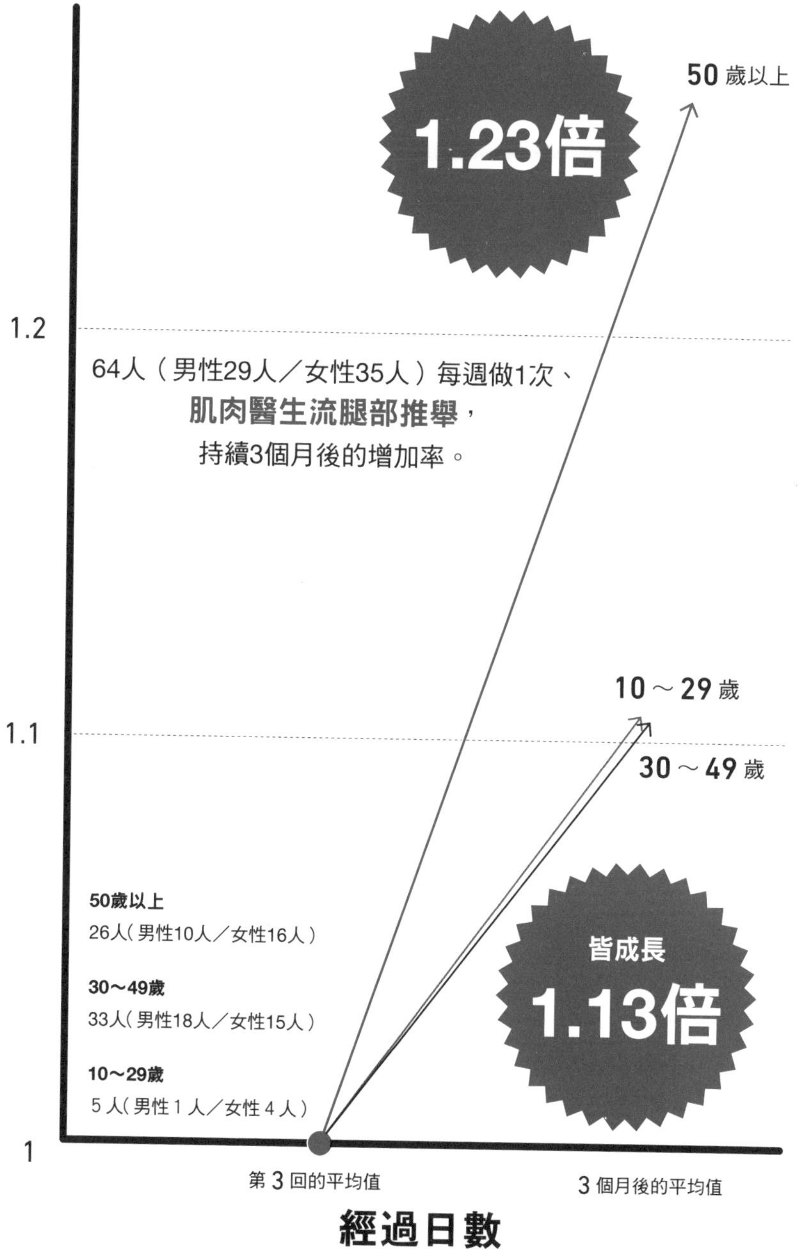
1.23倍
50 歲以上
1.2
64人（男性29人／女性35人）每週做1次、
肌肉醫生流腿部推舉，
持續3個月後的增加率。
10～29 歲
1.1
30～49 歲
50歲以上
26人（男性10人／女性16人）
30～49歲
33人（男性18人／女性15人）
10～29歲
5 人（男性 1 人／女性 4 人）
皆成長
1.13倍
1
第 3 回的平均值
3 個月後的平均值
經過日數

每週健身 1 次的效果 ❶

A 女士（50 歲以上／女性）

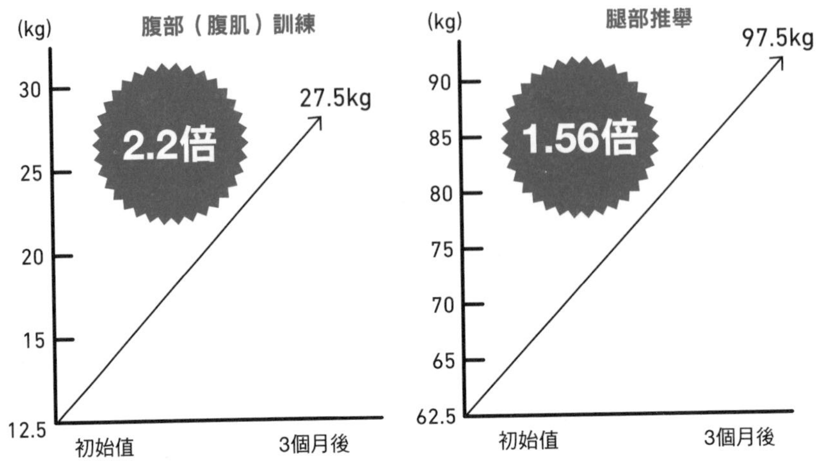

B先生（50歲以上）的腿部推舉初始值為92・5kg，3個月後則達到115kg（1・24倍）。換言之，重量增加了20kg以上。C先生的腹部訓練從25kg增至45kg。這也是增加了20kg以上（1・8倍）的例子之一。

A女士、C先生都是增加率極高的例子，但其他人也有不相上下的成績。

此外，我也分別做了男性、女性的腿部推舉數值統計，結果發現，無論男女都有數值成長的現象。

可見養成了肌肉醫生流的高強度運動習慣後，確實能增進肌肉強度。

而且，不只對高齡族群有效，對青、壯年族群也有同樣的效果。

一起來看看D先生（30～49歲）的例子吧。D

每週健身1次的效果 ❷

Dさん（30～49歲・男性）

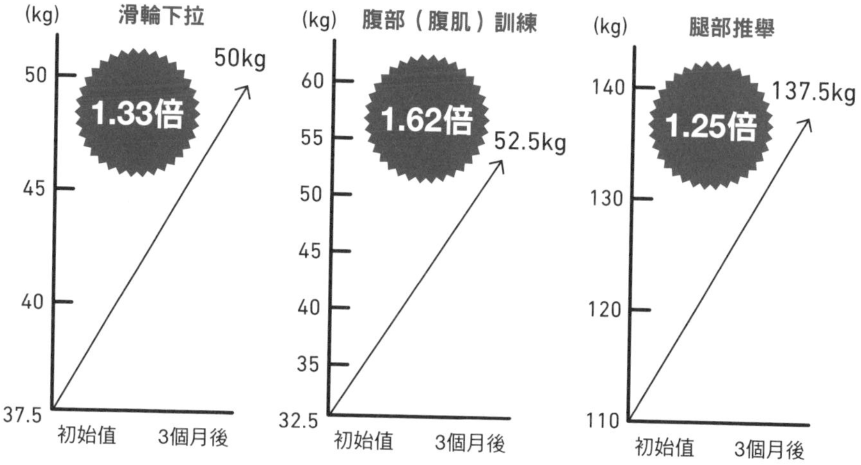

(kg) 滑輪下拉
50
45
40
37.5
50kg
1.33倍
初始值 3個月後
(kg) 腹部（腹肌）訓練
60
55
50
45
40
35
32.5
52.5kg
1.62倍
初始值 3個月後
(kg) 腿部推舉
140
130
120
110
137.5kg
1.25倍
初始值 3個月後

先生的腿部推舉初始值為110kg，但3個月後就增至137．5kg（1．25倍）了。腹肌的初始值則是32．5kg，而3個月後也來到了52．5kg。其他方面也有大幅成長，例如：划船訓練從40kg增至57．5kg，滑輪下拉從37．5kg增至50．0kg。

由此可見，不論男女老少，只要認真地持續健身，就能強化這些本應隨著時間推移而衰退的肌肉。

而且，肌肉增強後，又會帶來更多的健康效果。

健身能帶來何種健康效果

肌肉逐漸增強後，會為身體帶來哪些影響呢？

① 變得更有精神、變得能靠自己走路。

② 表現得更好。

③ 緩解疼痛。

④ 身體變得更結實、更好看。

⑤ 改善疾病、症狀。

我的診所內也有很多不良於行的病患。他們原本都得拄著拐杖，或是在家人的攙扶之下，才有辦法前來診所。老化、運動不足等原因，會造成肌力逐漸衰退，到最後連走路都沒辦法走。

只要開始健身，就連這樣的病患都能獲得明顯改善。

肌力增強後，就能看見**「不必拄拐杖了」、「不需要家人攙扶了」、「能自己走到診所回診了」**等變化。

隨著腰腿狀態漸入佳境，很多人便發現**「以前時常走路不穩，現在不會了」、「動作越來越靈活」、「上下樓梯變得輕鬆多了」、「原本無法跑步，但現在能跑了」**。

我在開立診所前，曾治療過一位男性病患。他的例子令我印象特別深刻。那是一位90多歲的男性，他除了拄著T字拐杖之外，還需要家人在一旁扶著才有辦法走進醫院。他的腰腿就是如此的虛弱。

我用我認為有助於強化腰腿的方法來進行治療，讓他分別在初診時與一週後的回診時做深蹲。結果，**他就能不拄著枴杖走路了！**

老爺爺後來雖然沒有繼續跑醫院，但他已經可以自行行走了。聽說他自己也開始做深蹲了。

正是因為有這樣的診療經驗，才讓我思索：假如自己開業、指導病患健身的話，是不是就能治好更多人呢？結果，我想的果然沒錯，而且實際情況比我預期的還要好。

各項數據也顯示，認真鍛鍊肌肉的人，都獲得了極大的成效。

擁有肌力，表現更佳

透過健身強化肌力後，運動上的表現也會大有成長。

那麼，就來看看實際執行過肌肉醫生流・健身術的人怎麼說吧。

一位有在打籃球的男性（20幾歲）說，他的**力量越來越強，身體碰撞時再也不會碰輸了。**

他原本有點駝背，但健身後，**不但姿勢變好了，連身高都變高了。**

一位練滑雪、弓道的女性（20幾歲）在傷到膝蓋，接受了關節鏡手術後，就開始接受運動整復，卻完全不見效果。但是來到我們診所健身一陣子之後，膝痛就獲得改善了。

不僅如此，她還很開心表示，**覺得膝蓋變得比以前更強韌**，所以**滑雪滑得比以前好，弓道的練習量也增加了。**

一名在學生時代練過競速滑冰的男性（30幾歲），也在健身幾個月後，就讓**腿的粗細度恢復到當年的模樣了。**

還有一名在高中時代當過游泳選手的女性（20幾歲）。原為長泳選手的她，一直都覺得短距離游泳無法發揮力量。

但是在試過肌肉醫生流・健身術之後，便產生了不同的想法。

她告訴我：「我到現在才注意到，以前的我根本沒什麼肌力。**現在試游了一下短距離才發現，我可以游得比選手時代還要快了。**」

另一女性（20幾歲）在國高中時代都隸屬羽球社。長年受**腰痛、髖關節疼痛**所苦的她，也在健身後**獲得改善**，而且在大學的滑雪社做練習時，也能**滑出更長的距離**了。

大家都發現，自己在各種運動上的表現，都變得更棒了。

只要持續做肌肉醫生流・健身術，就能確實提升肌力與肌肉量。我認為，沒出現在上述實例中的其他運動，應該也可以透過健身取得一樣的效果。

改善膝痛、股關節疼痛等疼痛

很多來到我診所的年長者，明明就沒什麼在動，卻告訴我：**「一運動，膝蓋就會痛。」**

其實，這是錯誤的認知。運動並不是誘發膝蓋疼痛的主因。

會這樣抱怨的人，大多都是因為老化與運動不足，導致肌力急速下滑。在很多案例中，**引發疼痛的直接原因都是肌力衰退。**

在運動不足與老化的影響下，肌力與肌肉都衰退了，所以才會引發「一運動就痛起來」的現象。

這種人往往只需好好地健身，**把弱化的肌力練回來，就能擺脫疼痛了。**

當然啦，還是有高齡者是因為膝蓋有其他問題，才引發疼痛的。但是，即便是這樣的人，也可以透**過健身來強化膝蓋周邊肌肉，讓肌肉好好地支撐膝關節，以減輕膝蓋的負擔。這樣一來就能減緩疼痛或症狀了。**

光是健身就有機會**「消除膝蓋疼痛」**。很多膝蓋積水的人也表示「現在，膝蓋比較不會積水了」、「積水消失了」。

健身對於髖關節疼痛也有同樣的效果。

肌力提升後，就有機會「減輕所有的疼痛」。也有人的走路姿勢因此改變，於是走起路來變得更輕鬆。雖然醫生都會建議髖關節狀態惡化的人接受手術，但如果能透過健身，讓它保持在良好狀態的話，那不就可以「延後動手術」了嗎？

有腱鞘炎的人，可以做划船訓練（尤其是機械訓練）來改善症狀。划船訓練不只能鍛鍊手腕，還會鍛鍊到全身上下的多種肌肉（以上半身為主）。**除了手腕強化之外，還能連帶緩解腱鞘炎的症狀。**

很多受傷的國、高中生也會來我的診所求治。尤其，現在國、高中生的運動習慣愈趨兩極化。不是完全不運動的學生，就是熱衷於社團活動，以致練習過頭的學生。

若排除意外受傷的學生，那麼，那些在社團活動的運動中傷到某處的學生，肯定都有訓練過度（過度使用）的問題。身體無法承受練習帶來的負荷，所以「故障」了。而且，那是很難治好的「故障」。

有時候，學生會因為「醫生禁止」等原因，而完全停止練習，好好地休息。由於好好休息就跟靜養一樣，所以會使體力下降。「以這種狀態回歸運動場」，再加上「造成身體受傷的練習內容，幾乎不會有所改善」，便導致受傷事件頻繁發生。

有的選手就是因為反覆經歷這種事，所以到最後只能引退了。對於這樣的孩子們，我會建議：減少競技運動的練習量，並持續輔以健身。這樣一來，就能逐漸改善久治不好的「故障」。而且，很多人恢復後，狀態甚至變得比以前更好。

身體變得更結實、更好看

持續做肌肉醫生流．健身術，**身體就一定會變得更結實**。很多人的體格都有明顯的變化。據說，肌肉量一增加，就會提升基礎代謝，讓身體變成易瘦體質。但我認為，在身體逐漸產生變化時，**「體重有沒有降下來」並不是那麼重要**。

「為了減重而健身」的人或許會對此感到不滿，但確實有人長肌肉後，反而變重了一點。

重點是：

長肌肉後，不管體重是「反而增加」還是「完全沒變」，都會**變得更常聽到別人對自己說「你最近瘦了耶」**。

這種跡象在女性身上更為明顯。

把肌肉練起來，就能降低體脂肪，使身體外形產生變化。身體變結實後，看起來就更苗條了。剛開始健身時總穿著寬鬆長褲的女性，練到後來也開始改穿緊身褲了。這樣穿，或許是為了讓做訓練時更好活動吧。但我認為，因為變苗條而**湧現自信**也是一大原因呢。

男性變結實後，看起來也會更帥氣。

不管怎麼說，與其努力嘗試一些不健康的減肥法，勉強讓體重掉下來，還不如養成鍛鍊肌肉的習慣，練出一副結實身體，而且這樣也健康多了。

改善疾病、症狀

在健身能夠改善的眾多疾病當中，最受矚目的就是糖尿病。

長期以來，人們就一直將散步、慢跑等有氧運動，視為有助於改善糖尿病的運動療法。然而近年來，「肌肉與糖尿病之間的關聯性」的相關研究已取得進展，並且慢慢發現，健身可能具有預防、改善糖尿病的效果。

實際上，我有一些患者也是透過健身而改善了症狀。

2016年，有一名60多歲的婦女因膝蓋疼痛而來到診所。當時她還有點胖胖的。可是開始健身後，就迅速瘦下來了。**隨著肌肉增長、身材變瘦，她的膝蓋疼痛也獲得了改善。**

然後，在逐漸變瘦的同時，**血糖值也乖乖地下降了。**

在幫她治療糖尿病的醫院裡，也有不少人覺得很不可思議，不知道她的血糖為何會慢慢降低，逐漸好轉。結果，那間醫院的護士，從那位婦女口中問出我的診所後，就跑來診所參觀學習了。

那位護士告訴我：「在我們醫院治療過的病患當中，從來就沒有人能改善這麼多。所以我才好奇，她到底做了什麼。」

另一名60幾歲的男子，也是因膝痛與肩膀疼痛而來到診所。

他很胖，從以前就患有糖尿病，也曾接受過住院教育。除了肥胖問題之外，還患有睡眠呼吸中止症。

他在我這裡接受每週1回的肌肉訓練後，**膝痛與肩膀疼痛就得到緩解了。**

後來，他開始變瘦。他很開心的說：「跟住院教育的時候比起來，這裡的做法**有效率多了。不但**

瘦得快，連血糖都降下來了。」

每週1回的健身，就是有這麼多好處。

我必須再說一次，健身不拘男女老少，是個適合推薦給每個人的運動。

有興趣的人務必去挑戰一下。

難得都拿出幹勁健身了。

既然如此就要多加小心，別讓訓練變成殘念健身法，這樣才能有效率地提升成果。希望這本書也能提供大家一點參考。

第5章

肌肉醫生流
健身用語事典

最後為各位介紹健身用語事典。
話雖如此，
這也只是肌肉醫生的淺見而已。
還希望大家能看得開心。

英文

・All Out

將肌肉操到極限，變成精疲力盡，無法再動的狀態。受訓者的極樂世界。至於對增肌有沒有幫助，那又是另一個問題了。

・BCAA

支鏈胺基酸（Branched Chain Amino Acid）。它由3種必需胺基酸構成，即纈胺酸、白胺酸、異白胺酸。正因為只由3種物質構成，所以分解速度也很快，馬上就能對肌肉起作用。因此，人們將它視為增肌效果強大的胺基酸。不少人都會在意經典健身飲料——高蛋白質飲品中的BCAA含量。它也是適合肝功能不好的人攝取的胺基酸。

不過，就算讓臥床的老人大量攝取，也無法助他找回行動能力，因此，這頂多只能以強化肌肉為主。要喝也可以，但它也不是什麼多厲害的東西。

・EAA

必須胺基酸（Essential Amino Acid）。人體無法合成這種胺基酸。

・EMS

EMS即Electronic Muscle Simulation，直譯就是「電流刺激肌肉」。這是一種利用電流刺激肌肉，使肌肉收縮的「按摩器材」。至於健身效果如何？我只能說相當令人遺憾。

・HIIT

High Intensity Interval Training的縮寫，即「高強度間歇運動」。西方人不知為何能接受這種年輕人適用的痛苦訓練，而且也不見得有健身效果。

・KISS原則

肌肉醫生的健身原則。Keep It Simple（,Stupid.）。把事情想得簡單一點（甚至到愚蠢的程度）。貫徹這個原則，就能看見一些現在被稱作科學的非現實想法（健身理論）。

KISS訓練（我提倡的肌肉醫生流・健身術）就是排除了科學性理論，徹底由現實性來思考的健身法。

・Pump up

訓練後代謝產物囤積在肌肉內，把水分吸進來的狀態。這只不過是短暫現象。雖然不一定要做到健身後產生泵感，但這就是肌肉量大的肌肉人，會為了讓身體更有魅力而做的事。

・RM

RM是Repetition Maximum的縮寫。1RM代表「再怎麼努力也只能舉起1次的重量」。「10RM」就是指，用「勉強能舉個10次的負荷」做訓練。肌肉醫生覺得，沒必要特別在乎這個數值。

2劃

・力竭

為求超恢復而努力破壞肌肉，把自己操到動彈不得為止。健身狂熱者都認為追求極限很重要，最喜歡練到筋疲力盡了。

・尤金・桑多（1867~1925）

世界上第一位健美人士。據說他也曾提倡健身與嚴謹式運動的重要性。他或許也是第一個讓人欣賞男性裸體的人物。

世人開始知道有健身這種東西，其實也不過是100年前左右的事。

・引體上升

即「懸垂」。

・日常生活動作

指日常生活中的所有行動。散步之類的也包含在內。這些動作既不會令人發喘，也不會讓人心跳加速。它們無法成為提升心肺功能的有氧運動，也無法成為鍛鍊肌肉的無氧運動。

5劃

・主動運動

用自己的肌肉來活動關節。若在醫師國家考試中，回答「主動運動具有強化肌肉的效果」，那就答對了。但是，在肌肉醫生流的考試中，若沒有回答出「在①日常生活動作，②有氧運動，③無氧運動這3種主動運動當中，具有強化肌肉效果的，只有無氧運動。」那就是答錯了。

・加壓訓練

替手腳上部或其他部位纏上特殊綁帶，對讓肌肉在被施壓的狀態下進行訓練。因為是在驅血、手腳鬱血的狀態下進行運動，所以只能做輕量運動，但又因為會產生泵感，所以人們覺得很有效。若以KISS原則來看，就是「習慣在驅血狀態下運動」。至於會不會引起肌力增強的適應反應，則不得而知。明明認真做高強度運動就練得出肌肉了，為何還要特地繞遠路，非得去忍受阻止血液流動的痛苦運動呢？我真的不懂。

・仰臥起坐

（彎起上半身）鍛鍊腹肌的運動。

・仰臥推舉

健身三大項之一。喜歡誇耀肌肉的人常會互相問「你的仰臥推舉可以到幾kg？」然後藉此來判斷對方是強還弱。因為是使用高重量的高功率運動，所以除了高齡的新手之外，都很適合練此項目，只不過，可動區域會因為胸口頂到握桿而變窄。此外，它也是很容易讓人過度講究重量或次數的訓練項目，所以想要有效率地練肌肉，就得先理解健身原理。

・伏地挺身

學校社團中常見的訓練／懲罰方法。

・划船訓練

強化背肌不可或缺的運動。對肌肉醫生來說，能列入健身三大項裡的不是硬舉，而是划船訓練（三大項通常是指：仰臥推舉、深蹲、硬舉）。若想有效率的鍛鍊全體背肌，那麼最重要的，就是要將肩胛骨往後收，不過，往往連背肌稍弱的頂尖健身選手，也無法收到底。

・同化

又稱合成代謝。以健身來說，就是指合成新的肌肉。

・同化類固醇

也就是所謂的肌肉增強劑。據說，使用後可能會產生性功能衰弱、血管阻塞等多種副作用。當然啦，服用禁藥是違規的行為，所以運動選手不可服用。

・向心收縮

日文叫「短縮性收縮」。肌肉收縮時，長度縮短。常健身的人稱之為「積極性收縮」。

・多利安・耶茨

席捲了1990年代健美界的奧林匹克先生。他透過高強度訓練取得冠軍，成為推廣高強度訓練的傳奇。但我認為，他的高強度訓練還不夠好。我覺得，他在歷代奧林匹克先生中，算是最缺乏健身資質的人，但他還是靠毅力打造出冠軍體格了。這點很令我尊敬。他曾在演講中，對打算傳麥克風輪流發問的聽眾們說：「有問題的話，就直接喊出來吧。」意思是「想達成目標，就別在意那麼多」，而這也讓我感受到，能成為世界冠軍的人，是多麼有毅力啊。

但是他引退後，就只練瑜伽了……。

・多關節運動

同時活動多個肌肉與關節的訓練項目。肌肉醫生比較推薦大家（特別是新手）做功率較大的多關節運動，而不是功率不高的單關節運動。

・成長激素

一種荷爾蒙，分泌不足會造成侏儒症，分泌過多則會造成巨人症或肢端肥大症。這明明不是越多越好的東西，人們卻想透過加壓訓練或慢速訓練，來造成肌肉內部缺氧，以促進分泌。這個字很常出現在那種寫得頭頭是道，看起來很科學的文章裡。

・有氧運動

持續做就會氣喘吁吁，無法繼續做下去。任何一種體育競技運動皆屬之。不過，也有一些運動比較像遊戲，連有氧運動的程度都不到，好比高爾夫等。基本上，訓練做到無法發揮全力後，強度就會落到跟有氧運動差不多的程度，導致健身效果不彰。

・次（rep／reps）

Rep是「Republican」的縮寫。在健身用語中，代表「1次的動作」以及「次數」。做1遍「1舉1放（或1推1拉）」，叫做「1次」，而做10遍就叫「10次」。現在很多訓練員在客戶做訓練時，都不做任何指導，只會在旁邊數次數。可見他們有轉變成「計數員」的跡象。

・肌肉痠痛

任何人做了不習慣的運動後，都會肌肉痠痛。不過，這真的可以拿來當作健身是否有效的指標嗎？肌肉醫生表示懷疑。不管怎麼說，健身的目的並不是「追求肌肉痠痛」。

・自由重量

僅使用啞鈴或槓鈴之類的器材進行訓練。因為力量只會從垂直方向施力，所以想要改變施在身上的力，就只能藉由改變身體位置來達成。若懂得它的特性，就能變成很好的訓練，但新手高齡者幾乎都沒辦法上手。

・自重訓練

以自己的體重作為負荷。較具代表性的有：伏地挺身、仰臥起坐、蝦型背部伸展、印度深蹲等。對年過20的人來說，除非是剛好適合這個負荷，否則沒什麼增強肌肉的效果。

・伸展運動

有意識地進行拉筋、伸展肌腱和關節。被動運動的代表。可以強健肌肉的伸展運動並不存在。

・冷卻

沒什麼必要。

・坐姿推胸（機）

能強化上半身胸大肌等肌肉的運動（器材）。

・局部動作訓練

特意縮減可動範圍進行訓練。可動範圍越小，就能增加越多負荷，但人們常常為了多做幾次，就選擇了比較輕鬆的狹小可動範圍來做訓練。

範圍縮小，功率也會跟著變小，於是運動強度也降低了。因此應盡量把範圍加大。不過，要做的話就該做有效可動範圍，而不是輕鬆的小範圍。

・快縮肌纖維

能釋出瞬間爆發力的肌肉。又稱白肌纖維。白肉魚身上很多。

・亞瑟・瓊斯

諾德士（Nautilus）器材的創始人。他於1970年初期，開發出劃時代的器材與系統。他或許是首位提倡「高強度才叫健身」的人。不過，他也曾提倡預先疲勞法等訓練法，而肌肉醫生覺得這對健身沒什麼效果。

・使用禁藥

為提升競技能力而使用禁止物質、隱蔽使用禁物的事實，或是使用違禁方法，都是違規的做法。有些人想靠藥物增強肌肉與耐力，提升運動能力，讓自己在競技上變得更有利。然而，這種做法既會危害運動員的健康，還只對部分選手有利而已，這樣不但是反社會行為，而且還違反運動家精神，有損競技運動的價值，因此遭到禁止。

・兔子跳

昭和時代的學校社團在《巨人之星》的影響下，常把兔子跳視為嚴格的訓練。不然就是拿來當懲罰。

・受訓者

努力健身的人們。肌肉醫生以前搞錯好長一段時間，一直以為trainee是trainer的錯別字。

・呼吸法

做肌肉醫生流・健身術時，只要「有呼吸」就行了。請各位不必太在意細節。

・拉

拉引的動作。

・治療師

自稱大師的人常用的名稱，例如：在按摩店裡幫人按摩的人、替代醫療的治療專家等。但是，就算真的遇到大師，也無法提升體力。

・物理治療師

聽醫生指示做事的人。幾乎沒有人能夠指導肌肉強化訓練。他們可能會說：「如果認真鍛鍊肌力的話，患者就會不想做，醫生也會生氣，所以才不做。」總之，不想指導健身的人比比皆是。

・股四頭肌

主要是用來讓膝關節伸直。據說是最容易隨著年紀增加而肌力下降的肌肉，但是以肌肉醫生的經驗來說，它反而是最容易強化的肌肉。

尤其是，女性雖然較難練出上半身的肌肉，卻很容易在下半身的肌肉看見成果。膝蓋痛的老人家幾乎都是這裡衰退了。

・肩部推舉（機）

強化手臂、肩部肌肉的訓練方式（器材）。

・肱二頭肌

讓手肘彎曲的肌肉。它就是所謂的「隆起的那塊肌肉」。秀肌肉時往往會想讓別人看這塊肌肉。

・肱三頭肌

讓手肘打直的肌肉。想把手臂練粗就看它了。至於肱二頭肌則是不怎麼明顯。肱三頭肌位在「蝴蝶袖」的下方，因此，在意「蝴蝶袖」的女性，就會想要藉由鍛鍊肱三頭肌來消除它。但因為「蝴蝶袖」是脂肪，所以把肌肉練結實了也無法消除它。可是很少人注意到這一點。

・阿諾・史瓦辛格

讓世界更加認識健美人士的電影明星。曾講過很多與健身有關的名（迷）言。

・拮抗肌

肌肉的動作只有收縮和鬆弛而已。手肘為何能伸直、彎曲呢？因為，當一邊的肌肉收縮時，另一邊的肌肉（＝拮抗肌）就會放鬆；一邊的肌肉放鬆時，另一邊肌肉就會收縮。想理解健身的話，就得先了解這個肌肉運作模式。

・按摩師

通常是指按摩馬殺雞指壓師。但是，也有很多沒有證照的治療師被視為按摩師。國家檢定將它歸類在醫療領域，但肌肉醫生認為，按摩師實質上並不是在治療疾病，而是在提供慰藉。

・柔道整復師

幫忙治療傷部的人，不是幫忙按摩的人。

10劃

・胺基酸

構成蛋白質的要素。蛋白質被人體吸收後，會被分解成胺基酸。

・脊骨神經醫學

在日本屬於民間療法。也有可能遇到直銷，所以要多加小心。雖然也有主張可以提升競技能力的脊骨按摩治療師，但手技是無法讓肌肉增強的。

・訓練員

這不是教你怎麼訓練的人。他們可能會穿著長袖無領的厚重衣服。一直纏運動膠帶，然後把選手叫做「taper」的人也不少，但並不是說他們不好相處喔（笑）。沒有按摩師證照卻一直幫別人按摩的人也很多。另外，也有物理治療師、柔道整復師、針灸師稱自己是訓練員。

他們跟教練的差別就在於，他們完全不懂。

・針灸師

熟知針法和灸法的專家。據說是從中國大陸採不到藥草的地區發展起來的。但不太可能出現「原本不能走路的人，被扎個幾針就能走了」的奇蹟。就算扎到「秘孔」也不會變強。那些都是漫畫劇情而已。

・骨外科醫師

如字面上所示，「骨『外科醫師』」原本就是外科醫師，也就是一群相信「動手術才是自己的使命」的人。因此，協助患者強化肌力的事，就全交給物理治療師處理了。理由是：「因為那不是我的工作。」

・健身指導員

運動健身中心的打工仔。

・健美人士

視肌肉如命的人。他們重視的只有肌肉外觀。世界各國也有很多人毫不在乎健康，不厭其煩的利用藥物或手術來改善肌肉外形。不健康的運動員（各種領域的都有）真的是出乎意料的多。

・動態平衡

肌肉醫生健身理論的核心概念。身體是透過代謝來維持平衡，即便什麼都沒做也能保持不變。在健身的刺激下，受到動態平衡持續改變的身體，就會產生必要的適應反應。

・啞鈴

「啞鈴」一詞由英語的「dumb（啞）」和「bell（鈴）」組成，意思是無聲之鈴，也就是有把手的不會響的鈴。

・基礎代謝

即便什麼事都不做，人也會消費能量來維持生命。據說人類1天大約得消耗2000大卡，因此大約是100W。健身是「將肌肉的功率提升至最大練度」的行為。健身讓肌肉量增加後，基礎代謝量也會隨之升高，變得更容易瘦下來。

但是，吃進太多卡路里就瘦不下來了。好比相撲力士整天都在運動，卻還是持續變胖。想瘦身的話，就得重新審視飲食習慣（這也是理所當然的事啦）。

・強制完成組

自己練到沒辦法再舉的時候，就請別人協助自己做舉起動作，然後自己只需自力完成放下的動作。認為健身就應該鍛鍊到精疲力盡、痛苦不堪的人，就會覺得這種訓練方式很合理。但是，若以健身需要全力以赴的觀點來看，那這早就不是能夠使出全力的狀態了，因此，不管再做幾次，也幾乎不會有健身效果。

·推

推進的動作。

·深層肌肉

較深層的肌肉。近來之所以備受矚目，純粹是因為「流行」而已。肌肉醫生對深層肌可沒什麼興趣。只要利用高強度運動習慣來鍛鍊身體，就不需要理解深層肌的概念。

·深蹲

健身三大項之一。從自重訓練、自由重量訓練到機械訓練，它都是不可或缺的重要訓練項目。

·淺層肌肉

接近身體表層的肌肉。常常搭配深層肌肉一起使用。對肌肉醫生來說，淺層肌肉和深層肌肉都是重要性較低的用語。

·異化作用

以健身的講法來說，就是指肌肉分解。身體在陷入肌餓狀態時，以及運動時，就會分解肌肉，以補充不足的能量。就結果來看，會造成肌肉量降低。

·組

重複做某一套反覆動作（1次），就叫做1組。

·組合法

將好幾組組合在一起訓練。可連續做不同項目或同一種項目。有人主張各組之間不需間歇（休息）時間，有人則主張應間隔數分鐘。不過，連續做好幾組的話，運動強度就會逐漸降低，失去健身的效果。超級組合、三組式訓練法組、巨人組、多重磅數法組、遞減組、金字塔組等各式各樣的組合，在肌肉醫生的心目中，都是不及格的訓練方式。

·蛋白質

不少人誤以為這是「強化肌肉的藥劑」，但它只是三大營養素之一的蛋白質而已。不過，據說國外製的產品為了讓人感到有效，就真的加了高比例的藥物進去。

·被動運動

利用他人或機械的力量來運動，而不是用自己的肌肉來運動。如手技、復健、伸展等。醫師國家檢定中也出現過，說這是不具有強化肌肉效果的運動。

・喬・韋德

健美之父，世界健美錦標賽「奧林匹克先生大賽」創辦者。至今，健身世界的主流仍是韋德法。但其實，韋德所做的，只不過是在健身黎明期，把健身人士的試錯經驗拿來重新排列、分類、命名，弄得好像是自己想出來的一樣而已。

無論做哪種訓練，都會被歸類在韋德法的某分類下。而最棒的方法也被混在一起丟出來。

很遺憾的是，世上的培訓員、指導員，甚至連健身研究者，都把韋德法奉為金科玉律。也不曉得他們到底是知道還是不知道。

・單關節運動

只使用單一肌肉與關節來運動的訓練項目。基本上，健身新手不必做這個。

・壺鈴

繼槓鈴、啞鈴之後登場的重訓器材。因為上面有提把，看起來茶壺，所以才叫壺鈴。它常被拿來做交叉訓練等，但因為對手腕的負擔較大，所以肌肉醫生覺得，它並不是一個適合健身的器材。不過，它很適合抓著甩，因此或許可以用來發洩壓力。

・復健

物理治療師在做的事。他的原意是「恢復到正常狀態」，卻只能做一些與強化肌肉無緣的運動療法。復健的目標是「能夠自行行走」。所以能走的人都不用復健。

・提踵

用來鍛鍊小腿三頭肌的墊腳運動。我也有做。

・欺騙式

利用反作用力進行訓練。肌肉醫生流・健身術基本上不會使用它。

・無氧運動

做這種運動時，在開始覺得喘之前，肌力就已經先到達極限了。因此無法繼續用同樣的強度做訓練。短跑、相撲、機械體操等都屬於無氧運動，而在這當中，強度最高的運動，就是肌肉醫生流的健身術。

•硬舉

健身三大項之一，但是，它用到的肌肉跟深蹲的重複太多了。若健身菜單裡已經有深蹲，就不用做這個了吧。小心變成過度訓練喔。

•等長收縮

肌肉用力時，本身的長度沒有變化。據說，它能發揮的肌力比離心收縮低、比向心收縮高。但是也很難靠它練到氣喘吁吁、心跳加速。肌肉醫生不可能去做一定時間內消耗大量卡路里（能量）的高功率運動。

•等長收縮訓練

利用不會改變肌肉長度的動作（等長收縮）來刺激肌肉。這種訓練幾乎沒什麼健身效果。

•筋

人們常說拉筋、抽筋，但以解剖學來說，「筋」這種東西並不存在。

•超恢復

此概念是：先對肌肉施加超負荷，造成肌肉些微損傷，之後再透過休息，讓肌肉恢復，甚至變得比之前還要強、還要大。這就是讓最喜歡力竭——必須在短時間內做到極限、做到體無完膚，以破壞肌肉——的人招致受傷的危險思想。

•間歇時間

通常是在執行多組訓練時，指每組之間的相隔時間。但肌肉醫生流的原則是1種只做1組，所以指的是每種之間的休息時間。

•暖身

不做也沒關係。我們是恆溫動物，因此，就算做了也無法改變體溫。與其說暖身是為了讓身體做好準備，倒不如說是為了讓自己做好心理準備。要是做暖身做到累得半死，那反而容易受傷。

•滑輪下拉（機）

鍛鍊背部肌肉的訓練（器材）。人們常常會說滑輪頸後下拉，然後把手把拉到頸後，但這樣的動作就變得跟卷腹訓練差不多了。若想有效率的鍛鍊背肌，那麼「把手把拉到胸前」才是重點。

•腹部

對健身的人來說，健腹就等於練腹肌。或者是鍛鍊腹肌的機器。

・**運動容量**

肌肉醫生的解釋是「健身所花費的能量（卡路里）」。能消耗很多卡路里的有氧運動，即屬於高容量運動。我認為，是否會引發運動傷害，就要看它是不是消耗大量能量的運動。自己消費的能量，比自己發揮的功率還要容易引起運動傷害。高功率、高能量外力所造成的運動外傷則另當別論。

・**運動強度**

這是一種非常「文學性」的形容，因此解釋因人而異。肌肉醫生認為，強度就是功率＝力量×速度，就跟「牛頓認為力＝重量×加速度是最接近人體感覺上的物理力」一樣。

・**運動頻率**

指每天幾次、每週幾天、間隔多久做一次。每天從早做到晚就是最高頻率。大家最好這樣想：能達到這種頻率的，就只有日常生活動作而已。有效的健身法是高強度運動，若不將頻率壓低到1週1次左右的話，就有機會受傷。像各式競技運動那種中高強度的有氧運動，也不能1天練好幾個小時。否則將造成過度使用，導致身體受傷。

・**過度訓練（過度使用、過度工作）**

不考慮運動強度、容量、頻率的平衡，全部做過頭，導致身體陷入過勞狀態。就結果來看，這就是比較容易受傷的狀態。高強度運動是容量、頻率較低的運動。中強度運動的容量較高，所以應該稍微控制一下頻率，以免變成過度訓練。低強度的日常生活動作屬於中容量，因此即使頻繁地天天做，做到精神上過勞，也不會造成身體上的過度使用。

・**預先疲勞法**

又稱預先力竭法。比方說，有時候在做仰臥推舉訓練時，明明想練的是大塊的「胸大肌」，卻因為小肌肉「肱三頭肌」在胸大肌all out前就疲乏，而無法完成整組訓練。

因此才會有「先單獨鍛鍊胸大肌，再接著做仰臥推舉」的訓練方法。但肌肉醫生認為，與其追求極限，還不如靠一開始的爆發力盡量做下去。因此，我無法接受那種做法。

• 慢速訓練

放慢動作，以提高負荷的訓練方式。我真的很想說，別這麼猴急，用普通的方式訓練不行嗎？

• 慢縮肌纖維

耐力型肌肉。不容易疲勞，且能長時間的維持一定的張力。亦稱紅肌纖維。紅肉魚身上很多。

• 槓鈴

啞鈴的握把變長了，所以叫做槓鈴。因為是兩手一起舉，所以可以使用的重量也比啞鈴重。舉重、健力等競技也是使用槓鈴。它在人類史上，是一個劃時代的健康器材。

• 睡眠

一講到靜養不是好事，就會有人極端地討論：「難道可以不睡覺嗎？」但是，人無法一直活動，都不睡覺。肌肉醫生認為，想起床的時候就起床，想睡的時候就睡吧。

• 腿部推舉（機）

用來鍛鍊下半身所有肌肉的運動（器材）。類似深蹲。現存的這種器材，幾乎都是讓人做往前踢的動作，因此可動區域比深蹲狹窄，難以發揮功率。

15劃

• 適應

生物對環境的反應，可依時間短至長來區分成：反應，順應，馴化，適應。因此可知，適應是最花時間的生物對環境反應。它是肌肉醫生健身理論中最重要的概念。健身就是靠「高強度運動」的環境，來激發肌肉適應，才帶來增肌效果的。

• 整體師

在日本，「柔道整復師」與「按摩馬殺雞指壓師」都有國家證照，但整體師的相關證照，全都是來自民間。你我都有立刻替自己冠上「整體師」之名的自由。這是一個免資格就能替人按摩的免罪牌職稱。還蠻多人稱自己是整體師的。當然啦，這跟健身扯不上邊。

• 機械訓練

用健身房或體育館裡的機械式器材做訓練。與之相對的就是，使用槓鈴、啞鈴健身的「自由重量訓練」。至於完全不使用器材的，則叫做「自重訓練」。並不是說，只要機器夠好、夠新就能順利練出肌肉。實際上最重要的是，要理解體重、重量、器材能帶來什麼樣的負荷，以及了解特性後，要做什麼樣的運動。

・靜養

會讓人產生「讓身體休息、對身體好」的錯覺。實際上是不斷弱化身體的不健康行為。

・邁克・門澤

他將亞瑟・瓊斯的高強度法，變成自己的高強度法，並稱之為「Heavy Duty Training」。然後，他就靠著這個方法緊追在阿諾・史瓦辛格之後，成為世界第二的健美先生。當初讓我注意到「現行的健身法好像有誤」的人也是他。

・離心收縮

日文叫「伸長性收縮」。肌肉一面承受被施加的力，一面伸長（或被拉長）並發揮收縮力。落地、下坡減速時，都會用到這種收縮運動。不減速，直接跌落時的肌肉，就是處於放鬆狀態。常健身的人亦稱之為「消極性收縮」。

・鬆弛

肌肉收縮的相反。受力時呈現被動狀態，完全不抵抗——這就是鬆弛狀態。

・類固醇

治病用的「類固醇（荷爾蒙）」通常是指，腎上腺皮質荷爾蒙的糖皮質素的誘導體。而體育界所使用的「類固醇（荷爾蒙）」，則是指男性激素的誘導體——同化類固醇。此乃人工合成的藥劑，具有強力的蛋白質同化作用。以功能來說，兩者屬於不同的東西。但很多人都會把這兩種類固醇混為一談。

20劃

・嚴謹式

做訓練動作時，完全不使用反作用力。這是健身的基本。肌肉醫生流・健身法也推薦嚴謹式訓練。

・彎舉

彎曲肘關節舉起重物的運動。可鍛鍊肱二頭肌。外行人一拿到啞鈴，就會一面說「我在健身」，一面做的那種運動。所謂的「手臂上隆起的肌肉」就是指肱二頭肌，或許是因為這樣，所以彎舉才會變成健身的象徵性運動吧。如果說，鍛鍊肱三頭肌的訓練叫做頸後臂屈伸，那麼訓練肱二頭肌的，就叫二頭肌屈曲之類的。這些稱呼也許是以前的健身人士留下來的，也許是韋德先生發明的，總之都是捲起來的動作，也就是彎舉。

・體內平衡

將體內環境維持在一定狀態的反應。因過度信賴體內平衡而誕生的神話，就是「靜養」。壓力是百病之源，排除壓力、靜靜地休息，就能儘速恢復到正常狀態——這種信仰的根源，就是體內平衡理論。

實際上，毫無壓力地靜養，反而會讓全身機能迅速衰退，助長罹患廢用性萎縮、失智症與臥床不起的風險。為了有效激發健身後的超恢復，在沒有健身的日子裡，最好是靜靜休息，讓身體好好恢復——這種想法也是出自體內平衡理論。

結語

我的專業領域是骨外科。有不少肌力衰退的案例，都是由這方面的疾病、慢性症狀所造成。

其實，根據我當受僱醫師時的經驗顯示，一般骨外科的實態，真的是很糟糕。

醫生會開立各種止痛處方箋，並請物理治療師協助復健（可是沒什麼效果），然後觀察一下，假如沒有變好，就動手術。要是手術也沒用的話，就繼續讓病人複診、嘗試吃藥與做復健。這種猶如機械化作業流程的診治方式，就是一般的骨外科門診的做法。

我猜各位應該也知道，很多人都是一直跑骨外科，對吧？不是復健，就是按摩、牽引治療、電療等等。

結果，大多數的人到最後也不曉得身體有沒有變好，然後就只是繼續吃處方藥、回診接受按摩等等。

造成肌力衰退的原因本來就不少，所以，淨做一些與提升肌力無關的事也沒用。

由於我本身知道如何有效健身，所以我以前總是在想，「要是能確實地、真正地增強肌力，那麼到底能恢復到什麼程度」，每天都很心煩。

這樣的想法越來越強烈，所以我就開了一間健身診所。

將健身導入治療後，效果竟超乎我的預期，讓我看到病患一個接著一個好轉、康復的景象。我在做的，並不是觀察肌力一天天衰退的過程，而是觀察患者透過健身，使肌力不斷增強的過程。這讓我在診療時安心許多。

而我也重新體會到，能夠跟患者們共享「能輕鬆走路」的喜悅，真的是非常棒的一件事。我現在能變成這樣，也都是拜健身所賜。

總之，假如有人問我下輩子想做什麼，我就會回：「我不想當醫生，但我絕對要健身。」自從接觸健身後，我就一直在探究、實踐，於是在不知不覺間，它也幫我開拓了自己的人生。

對我來說，健身是非常重要的事情。然而，現在的健身風潮，卻把下列這些都稱作健身：

- **目的是減肥。**
- **對健康的年輕人來說，純粹是嚴格的訓練而已。**
- **讓老人用過低的強度，做一些無法強化肌力的運動。**

因此，我對現狀感到非常不滿。

正如同我在本書中說過的，在現今常見的一些健身法當中，有很多都是相當可惜的做法。

我希望讓更多人了解健身的美好，也想把簡單又有效的方法介紹給更多人知道。因此，我把我的觀點與經驗整理起來，寫成了這本書。

雖然我很不客氣地對健身的種種進行講評，但那都是出自我對健身的愛，因此還望各位諒解。而最重要的是，我衷心希望這本書能讓更多人開始健身，將它當成生活習慣。

往後，人類的生活應該會加速趨向自動化吧。我很擔心，嚴重缺乏運動、肌力急遽衰退的人也會逐漸增加。

我在本書中也說過，「都不動」是非常有害健康的行為。除此之外，亦有高齡化的影響，太大意的話，說不定還會有更多人陷入近乎臥床不起（只能躺在床上靜養）的窘境。

我建議這樣的人務必去健身。

臥床不起的高齡者一增加，就會需要更多人力或機械的照護，占用更多的年輕勞力與社會資源。解決此問題乃是日本的當務之急。

若大家能藉由本書了解健身的效用，那麼，別說是「到死之前都很靈活」，就連「到死之前都保有健身、鍛鍊肌力的生活習慣」也足以令我感到欣慰。

健身不只能強化肌肉。肌肉增強後，人會變得更健康、更有活力，甚至還有機會抵抗老化，常保青春。

若本書能改變你的生活或生活習慣，那我就再開心不過了。

2020年11月

肌肉醫生　小島央

作者簡介

小島　央（こじま・ひさし）

央骨外科院長。e-clinic醫師。2007年於京都府健美錦標賽上，獲得了最佳新人獎。人稱肌肉醫生。由於在訓練中領悟到健康哲學，並感受到它與現行的保健診療方式差距甚大，因此於2009年開設了Iron Clinic零號店，又於2014年開設央骨外科＆Fitness Gym Iron Clinic。他從獨創的KISS理論中，導出一套健身法讓患者們做，結果效果極佳。著有《深蹲一週就能治好膝蓋、髖關節疼痛！》(暫譯，マキノ出版)。

肌肉醫生的速效健身指南

擺脫無效運動，鍛鍊好體態×迅速長肌肉×舒緩關節痛

2021年7月1日初版第一刷發行

作　　者　小島央
譯　　者　鄒玟羚、高詹燦
編　　輯　吳元晴
封面設計　水青子
發 行 人　南部裕
發 行 所　台灣東販股份有限公司
＜地址＞台北市南京東路4段130號2F-1
＜電話＞(02)2577-8878
＜傳真＞(02)2577-8896
＜網址＞http://www.tohan.com.tw
郵撥帳號　1405049-4
法律顧問　蕭雄淋律師
總 經 銷　聯合發行股份有限公司
＜電話＞(02)2917-8022

國家圖書館出版品預行編目(CIP)資料

肌肉醫生的速效健身指南：擺脫無效運動，鍛鍊好體態×迅速長肌肉×舒緩關節痛／小島央著；鄒玟羚、高詹燦譯. -- 初版. -- 臺北市：臺灣東販股份有限公司, 2021.07
162面：14.8×21公分
ISBN 978-626-304-666-5（平裝）

1.健身運動 2.運動訓練

411.711　　110008698